Florian Ploberger

DIAGNOSTIK UND THERAPIE

Fallbeispiele aus der Praxis der TCM

Haftung: Alle Angaben in diesem Buch sind nach bestem wissenschaftlichen Können des Autors gemacht. Weder der Verfasser noch der Verlag können für Angaben über Dosis und Wirkung Gewähr übernehmen. Es bleibt in der alleinigen Verantwortung des Lesers, diese Angaben einer eigenen Prüfung zu unterziehen. Auf die geltenden gesetzlichen Bestimmungen wird ausdrücklich hingewiesen.

4521 Schiedlberg/Austria, Waidern 42
office@bacopa.at, verlag@bacopa.at
www.bacopa.at

Printed in Slovenija
ISBN 978-3-901618-18-5

2. Auflage, 2011

Florian Ploberger

DIAGNOSTIK UND THERAPIE

Fallbeispiele aus der Praxis der TCM

BACOPA VERLAG

Danksagung

Ich möchte meinen herzlichen Dank aussprechen …

… *Seiner Heiligkeit, dem XIV. Dalai Lama. Möge er ewig leben!*

… *Meinen Patienten/innen, mit denen ich viele wunderbare Stunden verbringen darf!*

… *Ina und Claude Diolosa. Sie haben in mir die Liebe zur chinesischen Medizin geweckt.*

… *Elfi Kochwalter für die kontinuierliche Unterstützung im Umgang mit den Patienten sowie für ihre Hilfe in leiblichen und seelischen Belangen in allen Lebenslagen.*

… *Mag. Walter Fehlinger, für die Qualität unserer gemeinsamen Projekte und unsere Freundschaft.*

EINLEITUNG

Liebe Leser,

das vorliegende Werk soll als Unterstützung für Schüler und Anwender der Traditionellen Chinesischen Medizin (TCM) dienen. Im alten China war es üblich, während des Studiums große Textpassagen auswendig zu lernen. Erst nach dem theoretischen Studium der klassischen Texte durften die Studenten ihre Lehrer zu den Patienten begleiten.
Auch ich selbst hatte nach eingehendem Literaturstudium die Möglichkeit, meine Lehrer bei ihren täglichen Patientenbesuchen zu begleiten. Dabei lernte ich sehr viel aus dem Bereich der Praxis. Um ein guter Chinesischer Arzt zu sein, bedarf es jahrelanger Erfahrung. Indem ein Schüler seinen Lehrer bei der Arbeit beobachtet, wird ein Teil dieser Erfahrung an den Schüler weitergegeben.
In diesem Buches werden folgende, häufig auftretende Krankheitsbilder anhand von Fallbeispielen aus dem täglichen Praxisalltag beschrieben:
Akne vulgaris, Anurie (Harnverhalten), Colitis ulcerosa (Dickdarmentzündung), Epicondylitis (Tennis-Ellbogen), Glaukom (Grüner Star), Hypertonie (Blutdruckerhöhung), Lumbalgie (Rückenschmerzen), Multiple Sklerose, Neurodermitis, Panikattacken, Prostatatumor (Krebs der Vorsteherdrüse), Prostatitis (Entzündung der Vorsteherdrüse) und Uterusmyome (Myome in der Gebärmutter).
Zu jedem Krankheitsbild wird ein Patient geschildert. Nach Beschreibung der Anamnese sowie des Zungen- und Pulsbefundes folgt die Diagnostik aus Sicht der TCM mit der entsprechenden Therapie; dabei kommen Ernährungsempfehlungen, Rezepturen aus chinesischen & westlichen Kräutern, Akupunktur sowie fallweise Verhaltensempfehlungen zur Anwendung.

Abgerundet wird das Buch durch zahlreiche fachliche und persönliche Ergänzungen, die das Verständnis erleichtern und den Text lebhafter gestalten.
Ich hoffe, durch die vorliegenden Fallbeispiele Ihnen die tägliche Arbeit eines Chinesischen Arztes näher zu bringen und Ihnen gegebenenfalls Anregungen für Ihre eigene Arbeit zu vermitteln.

In tiefer Dankbarkeit, dieses Wissen mit Ihnen teilen zu dürfen,

Florian Ploberger

Wien, im Sommer des Wasser-Schaf Jahres (2003)

INHALT

AKNE VULGARIS

Eine 32-jährige große, schlanke Patientin kommt zur Behandlung. Sie leidet unter einer belastenden Akneproblematik, die hauptsächlich die Region ihres Gesichtes betrifft. Sie arbeitet in der Werbebranche und schminkt sich regelmäßig.
Zu ihrer Krankengeschichte:
Die Haut ist seit Jahren konstant schlecht. Sie gibt an, keine jahreszeitlichen Schwankungen des Hauterscheinungsbildes zu haben. Ihrer Menstruation sei von einem leichten prämenstruellen Syndrom, seitlichen Kopfschmerzen und Spannungen in den Brüsten, bis zum zweiten Tag der Menstruationsblutung, begleitet. Auf die Frage, wie sie sich nach der Menstruation fühlt, berichtet sie, dass sie sich angenehm und entspannt fühle.
In ihrem Gesicht sind die Regionen, die dem Magen und Dickdarm zugeordnet sind, betroffen. (Die Region, die dem Magen zugeordnet ist, befindet sich in einer Linie unterhalb beider Augen (Punkt Ma 1 Chenqi), der sogenannten Pupillarlinie. Diese zieht seitlich des Mundes am Hals vorbei in Richtung Dekolté.
Die Region des Dickdarmes entspricht dem äußeren Verlauf des Dickdarmmeridians, der an dem Punkt Dickdarm 20 (Yingxiang) in einer Grube am Außenrand des Nasenflügels endet.)
Über ihre Ernährungsgewohnheiten befragt, berichtet die junge Frau, dass sie, aufgrund eines chronisch bestehenden Zeitmangels, der Ernährung keine große Bedeutung schenkt und am liebsten ausschließlich Käsebrote essen würde.

Des weiteren berichtet sie, gerne stark zu würzen. Eigentlich isst sie alles und kann ausgiebige Portionen ohne Probleme zu sich nehmen. Das Durstgefühl sei schwankend. Sie gibt an, unter Verstopfung zu leiden. Der Stuhl sei fast immer übelriechend. Über ihr subjektives Temperaturempfinden befragt, gibt sie an, keine Hitze zu vertragen. Trotz der belastenden beruflichen Situation schlafe sie gut. Täglich rauche sie ca. 15 Zigaretten (als Belohnung).

Zunge
Form des Zungenkörpers: leicht geschwollen.
Farbe des Zungenkörpers: rot.
Zungenbelag: dick und gelb.

Puls
schnell (shuo), gleitend (hua), leicht gespannt (xian) im Bereich der Leber (die Tastung findet drei Tage vor Einsetzen der Menstruationsblutung statt).

DIAGNOSE
Feuchte-Hitze im Yang Ming (Magen und Dickdarm)
Hitze in der Blutschicht
Diskrete Leber-Qi-Stagnation

THERAPIE
Da bei dieser Patientin kein Qi Mangel besteht, beschränkt sich die Behandlung auf eine Ausleitung des Überschusses.

Ernährungsempfehlungen
Empfehlungen: Reis und gekochtes Gemüse, bitterkalte Nahrungsmittel und Kräuter (z.B. Salate, grüner Tee, Pfefferminztee, Endiviensalat).

Zu meiden: Käse, scharfe Gewürze, gegrillte Speisen, Wurstwaren, Schalen- und Krustentiere, süße Säfte und Alkohol.
Da sie regelmäßig Fleisch zu sich nimmt, wird ihr der tägliche Kaffee am Vormittag nicht untersagt.

Chinesische Kräuter
Hb. Taraxaci (Pugongying) ....8 g
Fr. Forsythiae (Lianqiao) ....4 g
Flos Lonicerae (Jinyinhua) ....5 g
Hb. Epimedii (Yinyanghuo) ....8 g
Rdx. Astragalus (Huangqi)............................3 g
Ctx. Phellodendri (Huangbai)............................4 g
Fr. Gardeniae (Zhizi)............................4 g

Westliche Kräuter
Erdrauch (Herba Fumaria) .... 7 g
Stiefmütterchen (Herba Violae tricolores)................ 7 g
Mandarinenschalen (Percarpium Citri ret.) .... 5 g
Frauenmantel (Herba Alchemillae).................... 5 g
Wiesenklee (Flos Trifolii pratense).................... 6 g
Löwenzahnwurzel und -blätter (Herba et Radix Taraxaci) ..5 g

Akupunkturpunkte
Tonisieren (Bu Fa): Ma 36 (Zusanli).
Sedieren (Xie Fa): Di 4 (Hegu), Bl 40 (Weizhong), Le 3 (Taichong), Gb 34 (Yanglingquan) 3 Tage vor der Menstruation, Mi 6 (Sanyinjiao), Ma 40 (Fenglong).

Nach den besprochenen zehn Tagen erscheint die Patientin wieder. Keine Verbesserung ist eingetreten. Die Haut ist unverändert geblieben. Sie berichtet, keine Änderungen ihres Befindens wahrgenommen zu haben und sich nicht müde zu fühlen.
Bei der Untersuchung fällt auf, dass ihr Zungenbelag dünner und weniger gelb gefärbt ist.

Das Befinden der Patientin nach der Einnahme der Kräuter ist wegen folgender Überlegung wichtig:
Bitterkalte Kräuter, wie z.B. Stiefmütterchen, Frauenmantel, Wiesenklee, Erdrauch und Löwenzahn, leiten Feuchte-Hitze aus dem Körper aus. Sie leiten diese über den Stuhl, den Urin, aber auch die Haut aus und werden gegeben, bis die Feuchte-Hitze erfolgreich ausgeleitet ist.

Ist dies geschehen, verschwindet der gelbe Zungenbelag. Ab diesem Moment sollten die bitterkalten Kräuter abgesetzt werden. Eine Überdosierung bzw. zu lange Therapie mit bitterkalten Kräutern lässt sich an Hand folgender Symptomen diagnostizieren:

1. Die Patienten fühlen sich müde und geschwächt.
2. Der Appetit und das Durstgefühl nehmen ab.
3. Durchfall tritt auf (der Stuhl enthält unverdaute Nahrungsmittelreste).

Wenn die oben genannten Symptome auftreten, ist die Feuchte-Hitze ausgeleitet. Bei weiterer Verabreichung bitterkalter Kräuter wird das Yang-Qi des Körpers verletzt.
Da die Ausgangsdiagnose, die Feuchte-Hitze, bei der beschriebenen Frau nach der ersten Einnahme der bitterkalten Kräuter nach wie vor besteht, werden ihr diese weiterhin verschrieben. Dies führt zu einer Verbesserung ihres Hauterscheinungsbildes. Im Nachhinein betrachtet, hätten die Kräuter zu Beginn höher dosiert werden können.
Nachdem die Patientin die Kräuter sechs Wochen eingenommen hatte, kommt sie freudestrahlend und berichtet, dass ihre Haut so gut wie schon seit 15 Jahren nicht mehr aussieht. Mit der Empfehlung, die letzte Woche vor der Menstruation einen Frauenmantel- und Schafgarbentee zu trinken, um das Leber-Qi in Fluss zu halten, wird die Therapie beendet.
Nach drei Jahren haben wir uns bei einem Konzert zufällig getroffen. Der Zustand ihrer Haut war gut.

DIFFERENTIALDIAGNOSEN

Wörtlich übersetzt bedeutet das chinesische Wort für Akne «weiße Hörner». Damit beschreiben die Chinesen anschaulich das Erscheinungsbild der Akne.
Als mögliche Ursachen für Akne können in der chinesischen Medizin aufgelistet werden:

1. Hitze in der Lunge
2. Magen-Feuer
3. Blut-Hitze
4. Toxische Hitze
5. Feuchte-Hitze mit Blut-Stagnationen

All diesen Formen liegt eine Schwäche des Wei-Qi zugrunde.

Die einzelnen Formen:

1. AKNE VULGARIS
auf Grund von Hitze in der Lunge

Diese wird durch die Invasion von äußerem Wind verursacht. Dieser Wind bringt eine bestehende Hitze in den Bereich der Haut und verursacht dadurch eine Hautsymptomatik.
Hauptsächlich betroffen sind die Bereiche der Stirn und Nase. Allgemeine Symptome sind: Trockenheit im Nasen- und Mundbereich sowie ein trockener Stuhl.

Zunge
Zungenkörper: rot.
Zungenbelag: dünn und weiß.

Puls
oberflächlich (fu) und gleitend (hua).

THERAPIE

Chinesische Kräuter
Folium Eriobotryae japonicae (Pipaye) .... 6 g
Ctx. Mori (Sangbaipi) .... 5 g
Rhz. Coptidis (Huanglian) .... 3 g
Ctx. Phellodendri (Huangbai) .... 3 g
Rdx. Ginseng (Renshen) .... 1 g
Rdx. Glycyrrhizae (Gancao) .... 1 g

Westliche Kräuter
Lungenkraut (Herba Pulmunariae) .... 3 g
Vogelknöterich (Herba Polygoni avicularis) .... 3 g
Erdrauch (Herba Fumariae) .... 5 g
Isländisches Moos (Lichen Islandicus) .... 5 g
Rhabarber (Radix et Rhizoma Rhei) .... 2 g

Akupunkturpunkte
Sedieren (Xie Fa): Di 4 (Hegu), 3E 5 (Waiguan), Di 11 (Quchi).

2. AKNE VULGARIS
auf Grund eines Magen-Feuers

Hauptsächlich betroffen sind: die Regionen im Bereich des Mundes, des Brustkorbes und des oberen Rückens.
Allgemeine Symptome sind: Heißhunger, trockener Mund, Durst, Verlangen nach kühlen Getränken, trockener Stuhl.

Zunge
Zungenkörper: rot.
Zungenbelag: gelb und trocken.

Puls
voll (shi) und schnell (shuo).

THERAPIE

Chinesische Kräuter
TIAO WEI CHENG QI TANG
Rdx. et Rhz. Rhei (Dahuang) .... 8 g
Rdx. Glycyrrhizae (Gancao)............................. 3 g
Mirabilitum (Mangxiao) .... 9 g

Westliche Kräuter
Erdrauch (Herba Fumariae) .... 5 g
Kamille (Flos Matricariae) .... 3 g
Pfefferminze (Herba Menthae piperitae)................. 3 g
Ockergelber Hohlzahn (Herba Galeopsis) .... 4 g

Akupunkturpunkte
Tonisieren (Bu Fa): Ni 3 (Taixi).
Sedieren (Xie Fa): Ma 44 (Neiting), Le 3 (Taichong).

3. AKNE VULGARIS auf Grund einer Blut-Hitze

Betroffen sind die Stellen um die Nase, um den Mund sowie zwischen den Augenbrauen. Oft sind die Kapillaren im Gesicht dilatiert (erweitert).
Die Symptome werden durch äußere Hitze, Aufregungen und scharf-heiße Nahrungsmittel verstärkt.
Bei Frauen werden die Hautbeschwerden in der Zeit vor der Menstruation stärker. Dabei sind speziell die Gebiete, die der Gebärmutter zugeordnet werden, betroffen: die Region um den Mund und am Unterkiefer.
Allgemeine Symptome sind: ein trockener Stuhl, gelber Urin.

Zunge
Zungenkörper: rote Spitze mit roten Papillen, die über den gesamten Zungenkörper verteilt sind.
Zungenbelag: dünner Belag.

Puls
dünn (xi), gleitend (hua), schnell (shuo).

Anmerkung
(zu den oben beschriebenen roten Papillen):
Sie ermöglichen unterschiedliche Interpretationsmöglichkeiten: generell stehen die roten Papillen für eine ausgeprägte Hitzesymptomatik innerhalb des Körpers.
Die verschiedenen Lokalisationen der roten Papillen auf der Zunge zeigen an, wo sich die Hitze im Körper verbirgt.
Zumindest drei voneinander unabhängige Pathologien können bei roten Papillen der Zunge unterschieden werden:

1. Herz-Feuer
2. Eindringen äußerer Wind-Hitze
3. Toxische Hitze im Blut

Wie können diese drei differenziert werden?

Bei einer Herz-Feuer Symptomatik befinden sich die roten Papillen im Bereich der Zungenspitze. Die Zungenspitze weist bei Herz-Feuer Patienten eine zusätzliche Rötung auf.
Das Eindringen des pathogenen Erregers «Wind Hitze» führt zu roten Papillen, die sich bis in den mittleren Teil des Zungenkörpers ausbreiten können.
An Hand dieser Papillen wird ein Infekt, der sich im Körper befindet, diagnostiziert. So kann der Infekt bereits in der Inkubationszeit, in der keine Krankheitssymptome vorliegen festgestellt werden. Andererseits ermöglichen übermässig stark ausgeprägte rote Papillen auf der Zunge die Feststellung, dass Reste einer Infektionserkrankung den Körper belasten.
So kann es z.B. vorkommen, dass ein Patient keine Symptome einer Infektionserkrankung mehr aufweist, obwohl sich der Erreger noch im Körper befindet. In diesem Fall sollten dem Patienten antibiotisch wirksame Kräuter verschrieben werden.
Ein Blick auf die Zunge ist vor Impfungen empfehlenswert. Befinden sich rote Papillen auf der Zunge, so weist dies auf Wind-Hitze oder toxische Hitze im Blut hin. Durch eine Impfung kann es möglicherweise dazu kommen, dass sich die im Körper befindlichen pathogenen Erreger manifestieren und Patienten nach einer Impfung krank werden.
Bei toxischer Hitze im Blut, die übrigens auch durch die Einnahme von Drogen verursacht werden kann, werden rote Papillen über den gesamten Zungenkörper verteilt gefunden.

THERAPIE

Chinesische Kräuter

TAO HONG SI WU TANG

Rdx. Angelicae sinensis (Danggui)........................6 g
Rdx. Ligustici (Chuanxiong)..............................3 g
Rdx. Paeoniae alba (Baishao).............................6 g
Rdx. Rehmanniae viride (Shengdihuang)....................6 g
Sm. Persicae (Taoren)....................................5 g
Flos Carthami (Honghua)..................................3 g

Westliche Kräuter

Erdrauch (Herba Fumariae) .... 5 g
Brennessel (Herba Urticae)............................ 5 g
Löwenzahnwurzel (Radix Taraxaci)...................... 3 g
Enzianwurzel (Radix Gentianae)........................ 3 g
Stiefmütterchen (Herba Violae tricolores)............. 5 g

Akupunkturpunkte

Sedieren (Xie Fa). Mi 10 (Xuehai), He 8 (Shaofu) und He 7 (Shenmen).

4. AKNE VULGARIS
auf Grund einer Toxischen Hitze

Die betroffenen, entzündlich veränderten Hautstellen sind gerötet und möglicherweise schmerzhaft. Die Bereiche des oberen Brustkorbs und des Rückens sind regelmäßig betroffen.
Allgemeine Symptome sind: trockener Stuhl oder Verstopfung sowie ein konzentrierter, gelber Urin.

Zunge
Zungenkörper: rot.
Zungenbelag: gelb und trocken.

Puls
gespannt (xian) und gleitend (hua), schnell (shuo).

THERAPIE

Chinesische Kräuter
Flos Lonicerae (Jinyinhua) . . . . 5 g
Fr. Forsythiae (Lianqiao) . . . . 5 g
Rdx. Scutellariae baicalensis (Huangqin). . . . . 2 g
Rdx. Ligustici (Chuanxiong) . . . . 4 g
Rdx. Angelicae sinensis (Danggui). . . . . 5 g
Rdx. Platycodi (Jiegeng). . . . . 3 g
Rdx. Achyranthis bidentata (Huainiuxi). . . . . 4 g
Flos Chrysanthemi indici (Juhua) . . . . 8 g

Westliche Kräuter
Stiefmütterchen (Herba Violae tricolores) . . . . 8 g
Löwenzahnwurzel (Radix Taraxaci). . . . . 5 g
Mönchspfeffer (Fr. Agni Castus). . . . . 7 g
Enzianwurzel (Radix Gentianae) . . . . 5 g
Birkenblätter (Folium Betulae). . . . . 3 g

Akupunkturpunkte
Sedieren (Xie Fa): Mi 9 (Yinlingquan), Mi 10 (Xuehai), Le 5 (Ligou), Le 8 (Ququan).

5. AKNE VULGARIS
auf Grund einer Feuchte-Hitze und Blut-Stagnationen

Charakteristisch sind bei diesen Prozessen tiefe, entzündliche Knoten, die oft mit Eiter gefüllt sind und eine gerötete Basis aufweisen.
Gesicht, Brustkorb und Rücken können betroffen sein. Die Haut wirkt fett.
Zusätzliche Symptome sind: Kopfschmerzen und ein Gefühl der Hitze im Körper.

Zunge
Zungenkörper: bläulich.
Zungenbelag: leicht gelb.

Puls
eher langsam (chi), rau (se), tief (chen).

THERAPIE

Chinesische Kräuter
Ctx. Dictamni (Baixianpi) .... 7 g
Sm. Coicis (Yiyiren) .... 5 g
Rhz. Smilacis glabrae (Tufuling) .... 5 g
Fr. Gardeniae (Zhizi) .... 3 g
Ctx. Moutan (Mudanpi) .... 3 g
Flos Lonicerae (Jinyinhua) .... 7 g
Fr. Forsythiae (Lianqiao) .... 5 g
Hb. cum Rdx. Violae (Zihuadiding) .... 9 g
Talcum (Huashi) .... 8 g
Rdx. Glyzyrrhizae (Gancao) .... 2 g

Westliche Kräuter

Heidekraut (Herba Ericae) .... 3 g
Löwenzahnblätter (Herba Taraxaci) .... 5 g
Birkenrinde (Cortex Betulae) .... 3 g
Goldrute (Herba Solidaginis virgaureae) .... 4 g
Erdrauch (Herba Fumariae) .... 5 g
Heidelbeerblätter (Folium Myrtilli) .... 4 g

Akupunkturpunkte

Sedieren (Xie Fa): Mi 10 (Xuehai), He 8 (Shaofu), He 7 (Shenmen), Gb 34 (Yanglingquan).

Anmerkung:

Interessant war das therapeutische Vorgehen meines Lehrers auf der Dermatologischen Abteilung in Chengdu/China: Ihm diente die Wei-Qi (entspricht dem Immunsystem) stärkende Rezeptur «Yu Ping Feng San» als Basis fast jeder dermatologischen Rezeptur. Er ist davon ausgegeangen, dass jede Hautproblematik auf eine Schwäche des Immunsystems zurückzuführen ist. Dieses Prinzip hat er erfolgreich bei der Behandlung von Akne vulgaris, speziell der chronischen Form, angewendet. Die von ihm verwendete Rezeptur «Yu Ping Feng San» bedeutet übersetzt «Jadeschutzschild-Pulver» und bedeutet sinngemäß, dass ein kostbares (Jade-) Schutzschild um den Patienten errichtet wird. Sie ist trotz ihrer Einfachheit und Kürze vielseitig einsetzbar.
Folgende Inhaltsstoffe beinhaltet die Rezeptur «Yu Ping Feng San»:

Rdx. Astragalus (Huangqi)
Rhz. Atractylodis Macrocephalae (Baizhu)
Rdx. Saposhnikoviae (Fangfeng)

Huangqi stärkt das Wei Qi.
Baizhu tonisiert das Milz-Qi und leitet die Feuchtigkeit aus.
Fangfeng rundet die Rezeptur mit seiner antirheumatischen, feuchtigkeitsausleitenden Wirkung ab.
Die Anwendung dieser Rezeptur ist umso erfolgreicher, je chronischer die Hautbeschwerden sind.

Die Rezeptur «Yu Ping Feng San» ist dem Hauptwerk «Shanghan Lun» des chinesischen Arztes Zhang Zhong Jing entnommen, der im 2. Jahrhundert nach Christus lebte. Dieser Text ist ein Standardwerk der heutigen TCM-Literatur und ein Höhepunkt im Studium der TCM.
Der «Shanghan Lun» beschreibt den Verlauf von Infektionserkrankungen, die durch äußere Wind Kälte verursacht werden. Die Stärke des Werkes von Zhang Zhong Jing liegt in der Klarheit und Einfachheit der Rezepturen. Der Autor versteht es wie ein Künstler, mit wenigen Kräutern effiziente Rezepturen zu erstellen. Das Depandant zu den Erkrankungen des «Shanghan Lun», die durch äußere Wind Kälte verursacht werden, stellen die durch Wind-Hitze hervorgerufenen Infektionserkrankungen dar. Das Standardwerk dazu ist der «Wen Bing Lun».
In diesem Werk werden Infektionserkrankungen, die eine Inkubationszeit aufweisen, beschrieben. Unter anderem ist die heute in China mit den Methoden der TCM angewandte AIDS -Therapie diesem alten Werk entnommen.

ANURIE

Harnverhalten

Eine 69-jährige Frau kommt in die Ordination. Sie trägt zwei Paar selbstgestrickte Wollsocken. Als wir uns begrüßen, fällt auf, dass ihre Hände eiskalt sind.
Das Gesicht der Dame wirkt blass. Die Haut im Bereich der Wangen und des Unterkiefers ist ohne Tonus. Über dem Bereich der Wangenknochen ist eine leichte Rötung zu sehen. Die Lippen der Frau, speziell die Unterlippe, sind geschwollen und blass.

Sie berichtet:
In den letzten drei Monaten sei sie zweimal wegen einer Anurie (Harnverhalten) im Spital gewesen. Dort seien diverse Untersuchungsmethoden angewendet worden. Als Resultat dieser Untersuchungen wurde eine atonische Blase diagnostiziert. Atonisch bedeutet ohne Tonus, Kraft.
Ansonsten würden sich sämtliche Werte – inklusive der Nierenparameter – im Normbereich befinden. Insbesondere wurden keine Hinweise auf eine Zystitis (Blasenentzündung) gefunden. Als Therapie habe die Dame Diuretika (harntreibende Medikamente) verschrieben bekommen. Diese haben jedoch keine Verbesserung ihres Beschwerdebildes gebracht. Durch das Setzen eines Dauerkatheders konnte der Patientin geholfen werden. Bei unserem gemeinsamen Anamnesegespräch beklagt sie massive Probleme beim Urinieren sowie ein Druckgefühl im Unterbauch. Der Urin sei vollkommen klar und hell. Auf ihre soziale Situation befragt, berichtet sie, dass ihr Ehemann nach einem Schlaganfall im Spital liege. Sie mache sich große Sorgen um ihn.
Sie hat zwei erwachsene Kinder.

Die körperliche Anamnese:
Sie klagt, unter einer massiver Müdigkeit sowie einem Schweregefühl zu leiden. Trotz der Müdigkeit kann sie nachts phasenweise nicht gut schlafen. Manchmal tritt ein diskreter Nachtschweiß auf. Zusätzlich bestehen Rückenschmerzen, die durch regelmäßige gymnastische Übungen und Wolldecken um die Hüfte gebessert werden. Eigentlich habe sie seit ihrer Jugend unter kalten Füßen gelitten. (Sie bringt zu den weiteren Terminen Hausschuhe aus Wolle mit, die sie während der Akupunktur anlässt). Sie hat keinerlei Durstgefühl und leidet unter Appetitlosigkeit. Am Vormittag treten weiche Stühle, die unverdaute Nahrungsmittel enthalten, auf.

Zunge
Form des Zungenkörpers: blass, geschwollen, mit angedeuteten Rissen.
Zungenbelag: weiß und feucht.

Puls
Allgemeiner Charakter: langsam (chi) und gleitend (hua).
Im Unteren Erwärmer: leer (xu) und rau (se).
Im Leberbereich: gespannt (xian). (Der gespannte Puls ist auf ihre Schmerzen zurückzuführen.)

DIAGNOSE

Nieren-Yang-Mangel mit einer Feuchtigkeitsstagnation im Unteren Erwärmer.
Leichter Yin-Mangel

Zur Erläuterung:
Das blasse Gesicht der Patientin deutet auf einen Yang-Mangel hin. Bei einem Blut-Mangel wäre die Haut zusätzlich trocken.
Die Rötung der Wangenknochen dient als Hinweis auf einen Yin-Mangel.

Blasse Lippen können zweierlei bedeuten:
1. Yang-Mangel
2. Blut-Mangel

Bei einem Yang-Mangel sind die blassen Lippen zusätzlich geschwollen, bei einem Blut-Mangel schmal.

Die Kieferregion ist in der traditionellen chinesischen Medizin dem Unterleib zugeordnet. Patienten mit einem schlaffen Bindegewebe im Bereich des Kiefers besitzen oft auch ein schlaffes Bindegewebe im Bereich des Unterleibes. (Oft besitzen Frauen, die ein schwaches Bindegewebe im Bereich der Wangen haben, eine Blasen- bzw. Gebärmuttersenkung und leiden unter einer Inkontinenz.)
Bei der oben beschriebenen Patientin besteht seit der Geburt des zweiten Kindes eine Gebärmuttersenkung.

THERAPIE

Das Nieren- und Milz-Yang soll tonisiert werden.
Es gibt nur wenige Fälle in der TCM, bei denen zu Beginn nicht die Ursache (Ben), sondern die Symptome (Biao) behandelt werden. Zu diesen Fällen zählen starke Schmerzen, Schlaflosigkeit, starker Juckreiz sowie – interessanter Weise – Probleme des Verdauungstraktes. Diese Symptome sollten, unabhängig von der Ursache (Ben) der Erkrankung, vor der Behandlung der Wurzel (Biao) beseitigt werden.
Da die Patientin mit einer akuten Problematik zur Behandlung kommt, entschließen wir uns zu einem Kompromiss:
Es werden, parallel zur Behandlung des Nieren-Yang-Mangels, Kräuter verschrieben und Akupunkturpunkte gesetzt, die die Diurese anregen.

Ernährungsempfehlung

Empfehlungen: Sie soll dreimal täglich gekochte Speisen zu sich nehmen. Bei der Zubereitung der Speisen soll sie viele Gewürze verwenden und mit Rotwein kochen.

An Stelle von Weizen soll sie Hafer und Buchweizen konsumieren. Optimal ist es, das Getreide vor dem Kochen anzurösten. Weitere empfehlenswerte Nahrungsmittel sind: Fleisch, insbesondere Lammfleisch, Schalen- und Krustentiere, Rindfleisch, Geflügel und als Gemüse: Fenchel, Lauch, Kürbis und Karotten.

Zu meiden: Rohkost, Yoghurt (von der Patientin geliebt!), Südfrüchte, grüner und schwarzer Tee.

Chinesische Kräuter

Ctx. Cinnamomi (Rougui) .... 5 g
Rdx. Rehmanniae praeparata (Shudihuang) .... 3 g
Fr. Corni (Shanzhuyu) .... 3 g
Rdx. Dioscoreae (Shanyao) .... 5 g
Ctx. Moutan (Mudanpi) .... 4 g
Poria Cocos (Fuling) .... 7 g
Rhz. Alismatis (Zexie) .... 3 g
Sm. Plantaginis (Cheqianzi) .... 3 g
Rhz. Atractylodis Macrocephalae (Baizhu) .... 5 g

Westliche Kräuter

Zimtrinde (Cortex Cinnamomi) .... 3 g
Wacholderbeeren (Fructus Juniperi) .... 5 g
Nelke (Flos Caryophylli) .... 0,5 g
Sternanis (Fructus Anis stellati) .... 1 g
Liebstöckel (Radix Levistici) .... 3 g
Baldrianwurzel (Rhizoma Valerianae) .... 3 g
Kardamom (Fructus Cardamomi) .... 3 g
Maishaar (Stigmata Maydis) .... 5 g
Goldrute (Herba Solidaginis virgaureae) .... 5 g

Diesen Tee soll die Patientin sieben Tage lang einnehmen.

Akupunkturpunkte

Tonisieren (Bu Fa) : Ma 36 (Zusanli), Ma 40 (Fenglong).
Moxibustion: Mi 9 (Yinlingquan).

Bereits nach drei Tagen ruft sie an und berichtet von einer Besserung ihres Beschwerdebildes.
Als weiteres Procedere vereinbaren wir, dass die Dame den chinesischen Dekokt über einen längeren Zeitraum einnehmen soll. Die westlichen Kräuter sollen als sogenannte «Retter in der Not» für Notfälle zu Hause aufbewahrt werden und bei einer Verschlechterung der Symptomatik eingenommen werden.

In den folgenden Monaten verschlechtern sich die Symptome dreimal. Glücklicherweise bleiben ihr durch die Anwendung der Kräutertherapie weitere Krankenhausaufenthalte erspart.
Auch der Zustand ihres Ehemannes verbesserte sich zusehends.

DIFFERENTIALDIAGNOSEN

1. Nieren-Yang-Mangel
2. Qi-Stagnation im Oberen Erwärmer
3. Milz-Qi- und -Yang-Mangel
4. Leber-Qi-Stagnation
5. Blut-Stagnation

1. ANURIE auf Grund eines Nieren-Yang-Mangels

siehe oben.

2. ANURIE
auf Grund einer Qi-Stagnation im Oberen Erwärmer

Hauptsymptome
Druckgefühl im Bereich des Thorax. Das Gefühl, nicht tief durchatmen zu können. Erschöpfungszustände, Benommenheitsgefühle, Ödeme am ganzen Körper, Anurie, heller Urin, Lustlosigkeit zu sprechen, Müdigkeit, Blässe, schwache Stimme, Husten ohne Kraft (hüsteln), belastungsabhängige Dyspnoe (Kurzatmigkeit).

Zunge
Zungenkörper: im Bereich des Oberen Erwärmers diskret geschwollen, möglicherweise leicht bläulich.
Zungenbelag: keine Veränderungen.

Puls
gespannt (xian) im Bereich der Lunge.

THERAPIE

Ernährungsempfehlungen
Empfehlungen: Walnüsse, Birnen, Hafer, Reis und Buchweizen.
Zu meiden: Milchprodukte und Rohkost.

Chinesische Kräuter
Rhz. Notopterygii (Qianghuo) ....5 g
Rdx. Gentianae (Qinjiao) ....2 g
Sm. Arecae catechu (Binglang) ....3 g
Pericarpium Arecae (Dafupi) ....3 g
Poria Cocos (Fuling) ....7 g
Ctx. Moutan (Mudanpi) ....3 g
Rhz. Alismatis (Zexie) ....5 g
Sm. Phaseoli (Chixiaodou) ....7 g
Ctx. Cinnamomi (Rougui) ....2 g

Westliche Kräuter
Eschenblätter (Fraxinus excelsior) . . . . 5 g
Rosmarin (Folium Rosmarini) . . . . 3 g
Senfsamen (Semen Erucae) . . . . 2 g
Lorbeerblätter (Laurus nobilis) . . . . 3 g
Rosskastanie (Semen Hippocastani). . . . . 5 g
Bohnenschalen (Phaseoli pericarpium). . . . . 5 g
Kardamom (Fructus Cardamomi) . . . . 4 g
Frischer Ingwer (Rhizoma Zingiberis Officinalis) . . . . 3 g

Akupunkturpunkte
Tonisieren (Bu Fa): Lu 7 (Lieque), Ma 36 (Zusanli), Bl 12 (Fengmen), Bl 13 (Feishu), Ren 6 (Qihai), Ren 17 (Danzhong).

3. ANURIE
auf Grund eines Milz-Qi- und -Yang-Mangels

Hauptsymptome
Anurie, allgemeines Kältegefühl, kalte Extremitäten, Frösteln, Völlegefühl im Bauch mit Verbesserung der Symptome durch Wärme und Druck, wässriger Durchfall mit Resten unverdauter Nahrungsmittel, speziell am Vormittag; Ödeme der Extremitäten, Appetitmangel, Süßverlangen, Meteorismus (Blähungen), Muskelschwäche, Schwäche des Bindegewebes, körperliche Schwäche, allgemeine Kraft- und Lustlosigkeit, Patient hat eine schwache Stimme, gelblich fahle Gesichtsfarbe.

Anmerkung zur Differentialdiagnostik kalter Extremitäten:
Kalte Extremitäten können ein Hinweis auf zwei verschiedene energetische Zustände sein.

1. Leber-Qi-Stagnation
2. Yang-Mangel

Bei einer Leber-Qi-Stagnation sind die Körperteile der Peripherie unterversorgt und damit kalt: dies betrifft vorwiegend die Hände, Füße, Ohren und Nasenspitze. Der restliche Körper, speziell der Bereich des Brustkorbes, ist bei einer Leber-Qi-Stagnation warm. Bei einem Yang-Mangel ist der gesamte Körper kalt.

Zunge
Zungenkörper: blass, geschwollen mit Zahnabdrücken am Rand.
Zungenbelag: weiß, feucht und eventuell dick.

Puls
tief (chen), langsam (chi) und schwach (xu).

THERAPIE

Chinesische Kräuter

LI ZHONG WAN
Rhz. Zingiberis Recens (Shengjiang) .... 3 g
Rdx. Ginseng (Renshen) .... 5 g
Rhz. Atractylodis Macrocephalae (Baizhu) .... 7 g
Rdx. Glycyrrhizae (Gancao) .... 2 g

Westliche Kräuter

Kardamom (Fructus Cardamomi) .... 3 g
Rosmarin (Folium Rosmarini) .... 3 g
Wacholderbeeren (Fructus Juniperi) .... 3 g
Nelken (Flos Caryopylli) .... 2 g
Sternanis (Fructus Anis stellati) .... 2 g
Zimt (Cortex Cinnamomi) .... 2 g

Akupunkturpunkte

Tonisieren (Bu Fa): Ma 36 (Zusanli), Ren 12 (Zhongwan), Ren 9 (Shuifen), Bl 20 (Pishu), Bl 21 (Weishu), Mi 4 (Gongsun), Mi 9 (Yinlingquan), Mi 3 (Taibai), Mi 6 (Sanyinjiao), Ma 25 (Tianshu).

4. ANURIE
auf Grund einer Leber-Qi-Stagnation:

Hauptsymptome
Anurie (Harnverhalten), Schmerzen unter dem Rippenbogen, seitliche Kopfschmerzen, PMS (prämenstruelles Syndrom), Reizbarkeit, ein Gefühl der Frustration, Spannungsgefühl im Bereich der Brust und im Unterleib, Menstruationsstörungen mit Dysmenorrhoe (Schmerzen zur Zeit der Menstruation), unregelmäßige Menstruation, Globusgefühl, Schluckbeschwerden, Strumabildung (Schilddrüsenvergrößerung).

Zunge
Zungenkörper: zyanotisch, speziell im Bereich der Leber (Zungenränder), bei lange bestehendem Qi-Stau in Kombination mit Feuchtigkeit werden die Zungenränder geschwollen.
Zungenbelag: keine Veränderungen (dünn, weiß).

Puls
gespannt (xian), vor allem im Bereich der Leber.

THERAPIE

Ernährungsempfehlungen
Empfehlungen: bei einem Leber Qi-Stau liegt das Hauptproblem nicht an der Kombination der Nahrungsmittel und deren Zubereitung, sondern der emotionalen Verfassung des Patienten. Wichtig ist, dass die Speisen mit Freude gegessen werden.
Einengende Diätvorschriften sind für Patienten mit einem Leber Qi-Stau möglicherweise von Nachteil. Trotzdem können ein paar Empfehlungen gegeben werden:

- Viele Gewürze sollen bei der Zubereitung der Speisen verwendet werden (Estragon, Rosmarin, Oregano, Thymian, etc.).
- Mit Rotwein kochen.
- Zeit nehmen bei der Einnahme der Mahlzeiten.

- Die Gerichte optisch schön gestalten.
- In angenehmer Atmosphäre mit Freunden speisen.

Chinesische Kräuter

CHAI HU SHU GAN TANG

Rdx. Bupleuri (Chaihu) ....6 g
Rdx. Poeniae alba (Baishaojao) ....4 g
Rdx. Ligustici (Chuanxiong) ....4 g
Rhz. Cyperi (Xiangfu) ....4 g
Fr. Aurantii immaturus (Zhishi) ....5 g
Pericarpium Citri reticulatae (Chenpi) ....6 g
Rhz. Glyzyrrhizae (Gancao) ....1 g

Westliche Kräuter

Schafgarbe (Herba Millefolii) ....5 g
Gänsefingerkraut (Rhizoma Anserinae) ....2 g
Kamille (Flos Matricariae) ....3 g
Pfefferminzblätter (Folium Menthae piperitae) ....3 g
Weißdornblüten (Flos Crataegi) ....5 g
Baldrianwurzel (Rhizoma Valerianae) ....2 g
Kalmuswurzel (Radix Calami) ....2 g
Gelbwurz (Rhizoma Curcumae longae) ....3 g
Rote Pfingstrosenwurzel (Radix Paeonia rubra) ....5 g
Birkenblätter (Folium Betulae) ....2 g

Akupunkturpunkte

Sedieren (Xie Fa): Le 14 (Qimen), Le 3 (Taichong), Gb 34 (Yanglingquan), Mi 6 (Sanyinjiao).

5. ANURIE
auf Grund einer Blut-Stagnation:

Hauptsymptome
Anurie (Harnverhalten), Schmerzen im Unterleib, Neigung zu Muttermalen, krampfartige bzw. stechende Schmerzen, die an einer Stelle lokalisiert sind.

Zunge
Zungenkörper: violett, große rote Papillen.
Zungenbelag: keine Veränderung.

Puls
rau (se).

THERAPIE

Ernährungsempfehlungen
Empfehlungen: die Speisen mit Rotwein und vielen Gewürzen zubereiten.
Zu meiden: Milchprodukte und Weizen.

Chinesische Kräuter
Rdx. et Rhz. Rhei (Dahuang) ....3 g
Rdx. Angelicae sinensis (Danggui).......................5 g
Rdx. Rehmanniae viride (Shengdihuang) ....5 g
Rhz. Curcumae Zedoariae (Ezhu) ....2 g
Mirabilitum (Mangxiao) ....3 g
Sm. Persicae (Taoren).....................................3 g
Ctx. Cinnamomi (Rougui) ....2 g

Westliche Kräuter
Rosskastanie (Semen Hippocastani) . . . . 7 g
Schafgarbe (Herba Millefolii) . . . . 3 g
Weißdornblüten (Flos Crataegi) . . . . 5 g
Rote Pfingstrosenwurzel (Radix Paeonia rubra) . . . . 5 g
Hirtentäschel (Herba Bursae pastoris) . . . . 3 g
Myrrhe (Myrrha) . . . . 2 g
Zypresse (Fructus Cupressi) . . . . 4 g

Akupunkturpunkte
Sedieren (Xie Fa): Gb 34 (Yanglingquan), Le 3 (Taichong), Mi 10 (Xuehai).

COLITIS ULCEROSA

Dickdarmentzündung

Der Patient, ein 27-jähriger Jus-Student, kommt in Begleitung seiner Mutter zu dem vereinbarten Termin.
Er wirkt geschwächt und sitzt zusammengekauert, nahezu apathisch auf seinem Sessel. Sein Blick ist abgewandt. Seine Mutter spricht für ihn. Dem jungen Mann scheinen sämtliche Kräfte abhanden gekommen sein. Er wirkt, als ob er an seiner Gesundheit und Heilung kein Interesse mehr habe. Jede Illusion scheint verschwunden zu sein.
Die Mutter erzählt: «Mit sieben Jahren hat seine Krankengeschichte begonnen.» Zur Veranschaulichung legt sie eine mit einer Schreibmaschine geschriebene Auflistung an Operationen in den verschiedenen Krankenhäusern vor.
Begonnen hat der Leidensweg des jungen Mannes mit einer Blinddarmentzündung: Die Blinddarmentzündung führte zu einem Blinddarmdurchbruch. Dieser wurde operativ saniert. Leider kam es zu Komplikationen. Ein Ileus (Darmverschluss) bildete sich. Bis er wieder aus dem Krankenhaus entlassen werden konnte, wurde er insgesamt sieben Mal operiert .
Bei der Erstvisite ist der junge Mann 1,82 m groß und wiegt 55 kg. Er erwidert Augenkontakte nicht. Auf die Frage «Was kann ich für Sie tun?», erfolgt keine Antwort. Auf die Frage: «Wenn Sie einen Wunsch frei hätten, was würden Sie sich wünschen?» erwidert er «Fitness». Es ist deutlich zu merken, dass er nicht mehr kann und auch nicht mehr will. Zu viele Ärzte hat er konsultiert. Zu viele verschiedene Therapien wurden versucht. Zu viel wurde unternommen.

Interessant sind seine Laborwerte: Als Ausdruck der Schwäche seines Körpers ist der Eiweiss- (Albumin) Gehalt seines Blutes unterhalb der Normgrenze.
Sein Urin ist hell. Er hat 2 bis 3 ungeformte, nicht übelriechende Stuhlgänge täglich; vor allem in den Morgenstunden. Die Müdigkeit ist massiv, er könnte Tag und Nacht schlafen. Zusätzlich bestehen Konzentrationsprobleme.

Zunge
Farbe des Zungenkörpers: zartrosa, diskret zyanotisch.
Form des Zungenkörpers: geschwollen im Bereich des Yang-Ming sowie im Bereich der Zungenränder, Zahnabdrücke.
Zungenbelag: feucht und dick, im Bereich der Zungenmitte und Zungenwurzel gelb.

Puls
Geschwindigkeit: 1:5.
Im Bereich des Magens: oberflächlich (fu), schnell (shuo), gespannt (xian).
Im Bereich der Milz: leer (xu) und gleitend (hua).
Im Bereich der Nieren: leer (xu).
Im Bereich der Lungen: leer (xu).

DIAGNOSE

Milz-Qi-Mangel
Milz-Yang-Mangel
Feuchte-Kälte mit sekundär Feuchter-Hitze im Bereich des Mittleren Erwärmers
Nahrungsmittel-Stagnation

THERAPIE

Die Eiweißpräparate, die er regelmäßig eingenommen hat, werden auf ein Drittel reduziert. Meiner Meinung nach kann er das eingenommene Eiweiß nicht resorbieren und belastet dadurch zusätzlich seinen geschwächten Körper.

Ernährungsempfehlungen
Wir fangen mit einer Basisdiät an. Diese besteht hauptsächlich aus gekochtem Reis. Dabei sollte kein Vollkornreis verwendet werden, da der geschälte Reis leichter zu resorbieren ist.
Dazu soll er gekochtes Gemüse und ab und zu Fleisch als Eiweißquelle zu sich nehmen. Hier ist Rindfleisch und Fisch dem Schweinefleisch vorzuziehen, da die erstgenannten Fleischarten weniger befeuchtend als Schweinefleisch und Wurst sind.
Langsam werden seine diätetischen Empfehlungen durch weitere Nahrungsmittel ergänzt.
Da es Winter ist, sind Maroni, die es in Wien an jeder Ecke zu kaufen gibt, sowie die dort angebotenen Kartoffeln, empfehlenswert.

Chinesische Kräuter
Fr. Aurantii immaturus (Zhishi) . . . . 7 g
Rhz. Atractylodis Macrocephalae (Baizhu) . . . . 5 g
Fr. Hordei germinatus (Maiya) . . . . 7 g
Fr. Crataegi (Shanzha) . . . . 5 g
Poria Cocos (Fuling) . . . . 8 g
Rdx. Saussureae (Muxiang) . . . . 5 g
Rdx. Glycyrrhizae (Gancao) . . . . 2 g
Fr. Forsythiae (Lianqiao) . . . . 3 g
Flos Lonicerae (Jinyinhua) . . . . 3 g

Westliche Kräuter
Kümmel (Carum carvi) . . . . 7 g
Fenchel (Fructus Feoniculi) . . . . 7 g
Mandarinenschalen (Percarpium Citri ret.) . . . . 5 g
Frauenmantel (Herba Alchemillae) . . . . 5 g
Pfefferminze (Herba Menthae piperitae) . . . . 3 g
Kardamom (Fructus Cardamomi) . . . . 2 g

Akupunkturpunkte
Tonisieren (Bu Fa): Mi 6 (Sanyinjiao), Ma 36 (Zusanli), Ma 40 (Fenglong), Bl 23 (Shenshu).

Nach drei Wochen kommt er wieder in die Ordination. Sein Zustandsbild ist unverändert. Nach sechs Wochen beginnt sich sein Befinden langsam zu bessern.
In der Zwischenzeit sind 2 Jahre vergangen. In dieser Zeit hat er sein Jus-Studium beendet und arbeitet nun in einer Anwaltskanzlei. Er hat 15 kg zugenommen und betreibt regelmäßig Sport (unter anderem auf einem Laufband zu Hause).

Anmerkung:
(über die Interpretationsmöglichkeiten des Aussehens der Lippen)
Die Lippen geben Hinweise über den Zustand des Verdauungstraktes.
Zu Beginn der Therapie war die Unterlippe des Patienten geschwollen, rissig und trocken. Die Schleimhaut auf der Oberfläche der Lippe schien sich abzuschälen. Nach 2 Jahren ist die Lippe bedeutend schmäler, die Farbe ist zartrosa, und es befinden sich keine Risse und Hautfetzen im Lippenbereich.

Die Interpretation:
Die untere Lippe repräsentiert den Yang-Ming Bereich (Magen und Dickdarm). Die Oberlippe wird zur Analyse des Shao-Yang Bereiches (Gallenblase und Dreifacherwärmer) betrachtet.
Je dicker die Lippen sind, desto mehr Feuchtigkeit befindet sich im Körper des Patienten.
Befinden sich zusätzlich Risse oder sogar Hautfetzen auf der Oberfläche der Lippen, besteht ein massives Resorptionsproblem im Bereich des Verdauungstraktes.
Oft haben Menschen, die sich von «Junk Food» ernähren, derartige Lippen.
Je breiter die Form des Mundes ist, desto stärker ist im allgemeinen das Magen-Feuer, je schmäler der Mund ist, desto schwächer ist das Magen-Feuer.
Die Farbe der Lippen:

Rote Lippen geben Hinweise auf Hitzezustände, blasse Lippen lassen an einen Yang-Mangel oder Blut-Mangel vermuten.
Befinden sich Risse oder sogar Hautfetzen auf den Lippen, besteht ein massives Resorptionsproblem im Darm. Oft haben Patienten, die sich von Junk Food ernähren derartige Lippen. Hier können die Nährstoffe kaum mehr in kostbare Säfte «Jin Ye» umgewandelt werden.
Je breiter der Mund, desto stärker ist im allgemeinen das Magen-Feuer, je schmäler der Mund ist, desto schwächer ist das Magen-Feuer.

Zusammenfassung:
Ein breiter Mund mit schmalen, roten Lippen gilt als Hinweis für ein stark ausgeprägtes Magen-Feuer, ein schmaler Mund mit geschwollenen, blassen Lippen deutet auf einen Milz-Qi- und -Yang-Mangel hin.

DIFFERENTIALDIAGNOSEN

1. Feuchte-Hitze im Unteren Erwärmer
2. Leber-Qi-Stagnation in Kombination mit einem Milz-Qi-Mangel
3. Milz-Qi-Mangel
4. Milz- und Nieren-Yang-Mangel
5. Nieren-Qi-Mangel

1. COLITIS ULCEROSA auf Grund einer Feuchte-Hitze im Unteren Erwärmer

Hauptsymptome
Durchfall, der häufig übelriechend ist; klebrige Stühle, Fieber, Schmerzen im Bereich des Abdomens, ein brennendes Gefühl oder Krämpfe im Bereich des Anus, Völlegefühl und Schmerzen im Ober- und Unterbauch, Appetitmangel, Abneigung gegenüber zu fetten Speisen, Übelkeit, Brechreiz, Durst ohne Verlangen zu trinken; Patienten vertragen Wasser nur schluckweise, subfebrile Temperatur, Müdigkeit, helmartige Kopfschmerzen; wenig gelber, konzentrierter Urin.

Zunge
Zungenkörper: leicht gerötet oder rot.
Zungenbelag: dick, gelb, feucht.

Puls
schnell (shuo) und gleitend (hua).

THERAPIE

Ernährungsempfehlungen
Empfehlungen: Hauptgetreide Reis, viel gekochtes Gemüse.

Zu meiden: Milchprodukte (speziell Käse), Scharf, heiße Gewürze wie Zwiebel, Knoblauch, Ingwer, Chili, Curry, etc.; Schweinefleisch und Wurstwaren, Gegrilltes, Paniertes, süßer Alkohol, die Kombination süß und scharf.

Chinesische Kräuter

Rdx. Puerariae (Gegen) . . . . 6 g
Rdx. Scutellariae baicalensis (Huangqin). . . . . 4 g
Rhz. Coptidis (Huanglian). . . . . 3 g
Flos Lonicerae (Jinyinhua) . . . . 6 g
Rdx. Pulsatillae (Baitouweng). . . . . 4 g
Sm. Plantaginis (Cheqianzi) . . . . 7 g
Rdx. Aucklandiae (Muxiang). . . . . 7 g
Fr. Aurantii immaturus (Zhishi) . . . . 7 g

Westliche Kräuter

Rhabarber (Radix et Rhizome Rhei) . . . . 7 g
Mandarinenschalen (Percarpium Citri ret.) . . . . 9 g
Frauenmantel (Herba Alchemillae). . . . . 5 g

Akupunkturpunkte

Sedieren (Xie Fa): Ma 25 (Tianshu), Ren 12 (Zhongwan), Mi 9 (Yinlingquan), Ma 44 (Neiting), Di 11 (Quchi).

2. COLITIS ULCEROSA auf Grund einer Leber-Qi-Stagnation in Kombination mit einem Milz-Qi-Mangel

Hauptsymptome
Die Beschwerden treten oft nach emotionalen bzw. psychischen Belastungen auf. Eventuell bestehen abdominelle Schmerzen, bevor Durchfall auftritt. Der Durchfall erleichtert die Beschwerden. Zusätzlich bestehen Schmerzen unter dem Rippenbogen, Völlegefühl im Bereich des Abdomen, Appetitlosigkeit.

Zunge
Form des Zungenkörpers: dünn.
Farbe des Zungenkörpers: leicht bläulich.
Zungenbelag: weiss.

Puls
gespannt (xian).

THERAPIE

Ernährungsempfehlungen
Empfehlungen: Die Ursache der Symptome liegen im psychischen Bereich, trotzdem können diätetische Maßnahmen unterstützend eingesetzt werden.
Fast alles, was Freude bereitet und zur Entspannung der Menschen beiträgt, ist gestattet. Einengende Ernährungsempfehlungen sind für Menschen mit einer Leber-Qi-Stagnation von Nachteil!
Empfehlenswert ist, sich Zeit für die Einnahme der Mahlzeiten zu nehmen, mit Freude und Freunden zu essen, die Mahlzeiten schön zu dekorieren und beim Kochen viele Gewürze zu verwenden.

Chinesische Kräuter

Rdx. Paeoniae alba (Baishao) .... 5 g
Rhz. Atractylodis Macrocephalae (Baizhu) .... 7 g
Rdx. Saposhnikoviae (Fangfeng) .... 3 g
Pericarpium Citri reticulatae (Chenpi) .... 6 g
Rdx. Bupleuri (Chaihu) .... 5 g
Sm. Coicis (Yiyiren) .... 4 g
Fr. Crataegi (Shanzha) .... 6 g

Westliche Kräuter

Klettenwurzel (Radix Arctium lappa) .... 5 g
Maishaar (Stigmata Maydis) .... 8 g
Frauenmantel (Herba Alchemillae) .... 6 g
Hirtentäschel (Herba Bursae pastoris) .... 6 g
Pfefferminze (Herba Menthae piperitae) .... 5 g
Wermut (Herba Absinthi) .... 2 g

Akupunkturpunkte

Sedieren (Xie Fa): Gb 34 (Yanglingquan), Le 3 (Taichong), Ren 4 (Guanyuan), Ma 25 (Tianshu).
Tonisieren (Bu Fa): Mi 6 (Sanyinjiao), Bl 20 (Pishu), Ren 6 (Qihai), Le 13 (Zhangmen).

3. COLITIS ULCEROSA auf Grund eines Milz-Qi-Mangels

Hauptsymptome
Appetitlosigkeit, weicher Stuhl mit Resten unverdauter Nahrungsmittel, Diarrhö (Durchfall), Meteorismus (Blähungen), Völlegefühl und Druckgefühl in der Bauchregion, speziell nach dem Essen; Besserung durch Druck, Massagen oder Wärmeanwendungen auf den Bauch; Muskelschwäche, Schwäche des Bindegewebes, allgemeine Müdigkeit und Kraftlosigkeit, schwache Stimme; blass – gelbe, fahle Gesichtsfarbe.

Zunge
Farbe des Zungenkörpers: blass.
Form des Zungenkörpers: geschwollen, eventuell mit Zahnabdrücken.
Zungenbelag: dünn und weiss.

Puls
leer (xu), schwach (ruo), eventuell langsam (chi).

THERAPIE

Ernährungsempfehlungen
Empfehlungen: drei Mal täglich gekochte Mahlzeiten; zum Beispiel: Getreide (speziell Reis, Hafer, Buchweizen, Gerste); Fisch, Geflügel, Rindfleisch; an Stelle von Süßigkeiten eher Trockenfrüchte, Samen und Nüsse.

Zu meiden: unregelmäßige Einnahme der Mahlzeiten, Tiefkühlkost, Lebensmittel aus dem Mikrowellenherd, Milchprodukte, Weizen, Rohkost, Kaffee, schwarzer und grüner Tee.

Chinesische Kräuter
Rdx. Codonopsis (Dangshen) . . . . 6 g
Sm. Nelumbinis (Lianzi) . . . . 6 g
Rhz. Atractylodis Macrocephalae (Baizhu) . . . . 6 g
Rhz. Dioscoreae (Shanyao) . . . . 4 g
Sm. Dolichoris (Baipiandou) . . . . 3 g
Poria Cocos (Fuling) . . . . 5 g
Sm. Coicis (Yiyiren) . . . . 4 g
Pericarpium Citri reticulatae (Chenpi) . . . . 5 g
Rdx. Glycyrrhizae (Gancao) . . . . 2 g

Westliche Kräuter
Orangenschalen (Citrus aurantium) . . . . 8 g
Koriander (Coriandrum sativum) . . . . 5 g
Pfefferminze (Herba Menthae piperitae) . . . . 3 g
Fenchel (Fructus Foeniculi) . . . . 3 g
Schafgarbe (Herba Millefolii) . . . . 5 g

Akupunkturpunkte
Tonisieren (Bu Fa): Ma 36 (Zusanli), Ren 12 (Zhongwan), Bl 20 (Pishu), Bl 21 (Weishu), Mi 4 (Gongsun), Ma 25 (Tianshu), Mi 9 (Yinlingquan), Ma 9 (Renying).

4. COLITIS ULCEROSA
auf Grund eines Milz und Nieren-Yang-Mangels

Hauptsymptome
Durchfall in den frühen Morgenstunden mit Resten unverdauter Nahrungsmittel, Kälteunverträglichkeit, Kälte der Extremitäten, Schwäche und Schmerzen der Knie, Beine und Lendenwirbelsäulenregion; Völlegefühl im Bauch mit Besserung der Symptome durch Wärme und Druck, eventuell Ödeme der Extremitäten, Harnverhalten oder viel heller Urin, Libidomangel, Ängstlichkeit, Antriebslosigkeit, Müdigkeit.

Zunge
Farbe des Zungenkörpers: blass.
Form des Zungenkörpers: breit, mit Zahnabdrücken.
Zungenbelag: weiss, feucht, eventuell dick.

Puls
tief (chen), langsam (chi), eventuell schwach (ruo).

THERAPIE

Ernährungsempfehlungen
Empfehlungen: drei Mal täglich gekochte Mahlzeiten, mit wärmenden Gewürzen und Rotwein kochen, insbesondere: Lammfleisch, Geflügel, lang gekochte Suppen, als Getreide: Hafer und Buchweizen (das Getreide vorher anrösten).

Zu meiden: Joghurt, Rohkost, Südfrüchte, grüner Tee, Pfefferminztee, Kaffee usw.

Chinesische Kräuter

Fr. Psoraleae (Buguzhi) . . . . 4 g
Sm. Myristicae (Roudoukou) . . . . 3 g
Fr. Schisandrae (Wuweizi) . . . . 2 g
Fr. Evodiae (Wuzhuyu) . . . . 3 g
Rdx. Aconiti praeparata (Fuzi) . . . . 2 g
Rdx. Codonopsis (Dangshen) . . . . 6 g
Rhz. Atractylodis Macrocephalae (Baizhu) . . . . 8 g
Rdx. Glyzyrrhizae (Gancao) . . . . 2 g

Westliche Kräuter

Kardamom (Fructus Cardamomi) . . . . 4 g
Korianderfrüchte (Coriandrum sativum) . . . . 4 g
Orangenschalen (Citrus aurantium) . . . . 8 g
Fenchel (Fructus Foeniculi) . . . . 2 g
Anis (Fructus Anisi) . . . . 3 g

Akupunkturpunkte

Tonisieren (Bu Fa) und Moxibustion: Ma 28 (Shuidao), Ren 9 (Shuifen), Bl 22 (Sanjiaoshu), Mi 9 (Yinlingquan), Ni 7 (Fuliu), Du Mai 7 (Zhongshu).

5. COLITIS ULCEROSA
auf Grund eines Nieren-Qi-Mangels

Hauptsymptome
Der Patient ist nicht belastbar, Anstrengung verschlimmert, ein Schwächegefühl unterhalb des Nabels, Blähungen, Durchfall, abdominelle Schmerzen (diese werden durch Kälte verstärkt), Kältegefühl der Extremitäten, Kälteabneigung, Appetitlosigkeit, Ängstlichkeit.

Zunge
Farbe des Zungenkörpers: blass.
Form des Zungenkörpers: keine Auffälligkeiten.
Zungenbelag: dünn und weiss.

Puls
tief (chen) und leer (xu).

THERAPIE

Ernährungsempfchlungen:
Wie bei Punkt 4. Zusätzlich: Eier, Samen und Nüsse.

Chinesische Kräuter
Fr. Psoraleae (Buguzhi) ....3 g
Fr. Schisandrae (Wuweizi).................................2 g
Fr. Evodiae (Wuzhuyu).................................3 g
Rdx. Codonopsis (Dangshen).................................8 g
Rdx. Glyzyrrhizae (Gancao).................................2 g

Westliche Kräuter
Unreife Brombeeren (Fructus Rubi fructicosi).............6 g
Rosmarin (Folium Rosmarini)..............................5 g
Schafgarbe (Herba Millefolii)..............................3 g
Gekeimte Gerste (Fructus Hordei germinatus).............9 g

Akupunkturpunkte
Tonisieren (Bu Fa) und Moxibustion: Ni 3 (Taixi), Bl 23 (Shenshu), Ren 4 (Guanyuan), Du Mai 4 (Mingmen), Ren 6 (Qihai), Ren 17 (Danzhong), Ren 22 (Tiantu), Ni 6 (Zhaohai).

EPICONDYLITIS

Tennis-Ellbogen

Eine 35 jährige Frau bittet wegen starker Schmerzen im Bereich des Ellbogengelenkes um einen Termin.
Üblicherweise liegen bei der Patientin die Hauptbeschwerden im Bereich des Verdauungstraktes.
Bei der dynamischen Dame handelt es sich um eine alleinstehende Mutter. Sie hat drei Kinder. Eines davon ist rund um die Uhr betreuungsbedürftig. Wirkliche Ruhephasen kennt sie nicht. Falls sie einmal eine halbe Stunde Zeit hat, nützt sie diese Zeit, um Tanzen zu gehen. Auffallend ist ihre farbenprächtige Kleidung.
Sie kommt mit einer massiven Schwellung im Bereich des rechten Ellbogens in die Ordination und berichtet, dass die Schmerzen bereits seit vier Wochen bestehen. Zu Beginn seien die Beschwerden relativ mild gewesen, hätten jedoch mit fortschreitender Zeit an Intensität zugenommen.
Bei einer praktischen Ärztin sei Neuraltherapie ohne bleibenden Therapieerfolg angewendet worden. Bei der klinischen Untersuchung des Ellbogenbereiches fällt auf, dass das Gewebe in dieser Region geschwollen und verhärtet ist. Eine Rötung ist zu sehen.
Die junge Frau schildert, dass sie ihr Kind nur mit Schmerzen waschen, füttern und aufheben kann. Sie berichtet, dass die Schmerzen zum ersten Mal vor cirka einem Monat nach einer Übernachtung im Zelt aufgetreten seien. Damals sei es kalt und feucht gewesen.
Über weitere Symptome befragt, zählt sie ihre vertrauten Symptome: Völlegefühl, Blähungen, Spannungsgefühl im Bauchbereich sowie eine Neigung zu Kopfschmerzen auf.

Zunge
Zungenkörper: dünn, die Ränder leicht geschwollen, beginnender Riss im Bereich der Shao Yin Achse.
Farbe des Zungenkörpers: blass, leicht zyanotisch.
Zungenbelag: im Bereich des Mittleren Erwärmers feucht und gelb, sonst dünn und weiss.

Puls
Im Bereich der Nieren: leer (xu).
Im Bereich der Leber: gespannt (xian).
Im Bereich von Milz und Magen: gleitend (hua) und gespannt (xian).
Allgemein: dünn (xi), Geschwindigkeit 1:5.

DIAGNOSEN

Lokale Qi- und Blut-Stagnation im Bereich des Ellbogens
Eindringen des Pathogenen Erregers: Wind-Feuchte-Kälte (Bi-Syndrom)
Nieren-Qi-Mangel
Leber attackiert Milz und Magen
Nahrungsmittel-Stagnation

THERAPIE

Chinesische Kräuter
Rdx. Angelica sinensis (Danggui) . . . . 7 g
Rdx. Angelica pubescentis (Duhuo) . . . . 3 g
Rdx. Ligustici (Chuanxiong) . . . . 4 g
Rdx. Astragalus (Huangqi) . . . . 8 g
Rdx. Puerariae (Gegen) . . . . 6 g
Fr. Aurantii immaturus (Zhishi) . . . . 9 g
Fr. Hordei Germinativus (Maiya) . . . . 5 g
Flos Carthami (Honghua) . . . . 3 g

Westliche Kräuter

Eine Mischung aus Arnika- und Johanniskrautöl kommt äußerlich zur Anwendung.

Diese Kombination ist geeignet, um Qi- und Blut-Stagnationen aufzulösen. Bei der Anwendung sollte das Öl tief in die betroffenen Regionen einmassiert werden. Empfohlene Häufigkeit der Anwendung: ein- bis zweimal täglich.

Je akuter die Beschwerden sind, desto intensiver ist die Massagetechnik in China. So werden z.B. die verletzten Körperstellen nach Knochenfrakturen eine halbe Stunde lang mit diversen Ölen, in die Kräuter eingelegt wurden, massiert. Dadurch wird der lokale Qi- und Blut-Stagnation behoben und eine rasche Genesung erzielt.

Akupunkturpunkte

Eine in China angewandte Akupunkturmethode kommt zur Anwendung: Es werden lokale Punkte über der betroffenen Region mit Fernpunkten kombiniert. Je akuter die Problematik ist, desto mehr Fernpunkte werden verwendet. Durch diese Technik wird der Schmerz reduziert und eine rasche Heilung gewährleistet. Je chronischer die Beschwerden sind, desto mehr Lokalpunkte werden für die Akupunktur gewählt.

Nach akuten traumatischen Ereignissen wird durch eine zusätzliche Moxibustionstherapie der lokale Qi- und Blut-stagnation behoben.

Lokalpunkte: Di 11 (Quchi), Lu 5 (Chize), Dü 8 (Xiaohai), SJ 10 (Tianjing).

Regionalpunkte: Di 10 (Shousanli), Di 13 (Shouwuli).

Fernpunkte: SJ 5 (Waiguan), Di 4 (Hegu).

Zusätzlich soll die Patientin Topfenumschläge anwenden. In China wird bei derartigen Krankheitsbildern eine Mischung aus Gips, Mehl und Topfen verwendet. Diese Kombination leitet die überschüssige Hitze auf eine milde Art aus den betroffenen Regionen aus.

Anmerkung
(zur äußeren Anwendung von Eis):

Eis wird in der Schulmedizin aufgrund seiner entzündungshemmenden Eigenschaften regelmäßig verwendet.
Chinesische Ärzte verwenden Eis in sehr seltenen Fällen. Sie gehen davon aus, dass die Kälte des Eises in die Meridiane bzw. in das Gewebe eindringt. So kann ein kurzfristiger Heilungserfolg, (denn natürlich nehmen Schwellung und Schmerz durch Eispackungen ab) zu längerfristigen Problemen führen. Die Kälte wird im Körper gespeichert und manifestiert sich möglicherweise Monate oder Jahre später. Dies nennen chinesische Ärzte Bi-Syndrom. (Entsprechend rheumatischen Krankheitsbildern).
An Stelle von Eis ist Topfen vorzuziehen. Dieser ist thermisch kühlend, führt jedoch zu keiner Verstärkung der Kälteproblematik im Körper.
Mit der Patientin werden drei weitere Termine in den nächsten zwei Wochen vereinbart. Leider dauert die Genesung der Patientin fast einen Monat, da die Lebensumstände es ihr unmöglich machen, ihren Arm zu schonen.

DIFFERENTIALDIAGNOSEN

Als Bi-Syndrom werden Beschwerden, die durch die äußeren pathogenen Erreger: Wind, Kälte und Feuchtigkeit verursacht werden, bezeichnet.
Das Bi-Syndrom kann in Unterarten gegliedert werden, wobei jeweils der überwiegende äußere pathogene Faktor namensgebend ist:
Wind, Kälte-, Feuchtigkeits- und Hitze-Bi-Syndrom.

1. Wind-Bi-Syndrom

Charakteristisch für das Wind-Bi-Syndrom ist ein Schmerz, der anfallsartig Gelenke und Muskeln befällt und regelmäßig die Lokalisation wechselt. So ist beispielweise einmal das linke Knie, ein anderes Mal der rechte Ellenbogen betroffen.
Zusätzlich können Bewegungseinschränkungen und Taubheitsgefühle bestehen.
Innerer Wind entsteht aufgrund eines bestehenden Blut-Mangels des Patienten oder aufgrund von eingedrungenem äußeren Wind.

Zunge
Zungenkörper: Möglicherweise zittert die Zunge bei innerem Wind.
Zungenbelag: dünn (bei dieser Pathologie finden sich keine Normabweichungen).

Puls
saitenförmig (xian), eventuell schnell (shuo), und oberflächlich (fu).

THERAPIE

Akupunkturpunkte
Tonisieren (Bu Fa): Bl 17 (Geshu), Bl 18 (Ganshu).
Sedieren (Xie Fa): Gb 20 (Fengchi), Du Mai 14 (Dazhui), Bl 12 (Fengmen), Gb 31 (Fengshi), Gb 39 (Xuanzhong).

2. Kälte-Bi-Syndrom

Patienten, die unter einem Kälte-Bi-Syndrom leiden, haben die unangenehmsten Schmerzen. Diese sind stark, stechend und bohrend. Oft werden an einer Stelle fixierte Beschwerden beschrieben. Patienten mit einem Kälte-Bi-Syndrom haben das Gefühl, als ob ein Messer in der Muskulatur stecken würde.
Verbessernd wirken Wärmeanwendungen und Massagen. Durch Bewegung wird die Symptomatik ebenfalls gelindert. Deswegen geht es Betroffenen tagsüber besser und in der Nacht (in Ruhe) schlechter.
Bei einem Kälte-Bi-Syndrom sind die Gelenke meist in der Beweglichkeit eingeschränkt. Ein Kältegefühl und Morgensteifigkeit werden beschrieben.

Zunge
Zungenkörper: blass.
Zungenbelag: dünn und weiss.

Puls
gespannt (xian).

THERAPIE

Akupunkturpunkte
Tonisieren (Bu Fa): Ren 6 (Qihai), Dü 5 (Yanggu), Bl 10 (Tianzhu), Dü 14 (Jianwaishu), Dü 3 (Houxi), Ma 36 (Zusanli), Bl 23 (Shenshu), Ren 4 (Guanyuan).
Bei einem Kälte-Bi-Syndrom darf Moxibustionstherapie angewendet werden. Durch die Moxibustionsbehandlung dringt Wärme in die Meridiane ein und vertreibt die durch Kälte verursachten Beschwerden. Verwendet wird dabei die Pflanze Herba Artemisiae vulgaris – Beifuss. Sie wirkt laut Lehrtexten der Traditionellen Chinesischen Medizin auf alle 12 Meridiane.

Zusätzlich zu den gewöhnlichen Moxazigarren werden geruchslose Moxazigarren im Handel angeboten. Diese enthalten häufig eine Kombination aus zumindest fünf verschiedenen Kräutern, die antirheumatisch wirken sollen. Bei der Anwendung dieser Moxazigarren ist darauf zu achten, ob die zugrunde liegende Rezeptur einen wärmenden oder einen kühlenden Charakter aufweist. Allerdings haben die in Europa erhältlichen geruchslosen Moxazigarren einen großen Nachteil: Sie sind nur mit Mühe entzündbar.

3. Feuchtigkeits-Bi-Syndrom

Bei diesem Bi-Syndrom bestehen nur mäßige Schmerzen. Betroffene Gelenke sind leicht geschwollen, oft besteht ein Schwere- und Taubheitsgefühl des Körpers.

Zunge
Zungenkörper: breit.
Zungenbelag: weiss, oft feucht.

Puls
langsam (chi), eventuell gleitend (hua).

THERAPIE

Akupunkturpunkte
Tonisieren (Bu Fa): Mi 6 (Sanyinjiao), Bl 20 (Pishu) und Bl 36 (Fufen).
Sedieren (Xie Fa): Mi 9 (Yinlingquan).

4. Hitze-Bi-Syndrom

Bei einem Hitze-Bi-Syndrom bestehen intensive, pochende Schmerzen. Die betroffenen Gelenke sind warm, gerötet und geschwollen. Zusätzlich kann Fieber bestehen. Dieses Krankheitsbild entspricht den akuten entzündlichen (rheumatischen) Prozessen der Schulmedizin.

Zunge
Zungenkörper: rot.
Zungenbelag: gelb.

Puls
gleitend (hua) und schnell (shuo).

THERAPIE

Akupunkturpunkte
Sedieren (Xie Fa): Di 4 (Hegu), Ma 43 (Xiangu).

Von Interesse für das therapeutische Vorgehen ist die Frage, ob bei den betroffenen Patienten ein Überschuss oder ein Mangel besteht.
Ein Überschußzustand, also ein Yang-Zustand, zeichnet sich durch Hitzesymptome aus. Die betroffenen Gelenke sind rot und geschwollen. In der Mehrzahl der Fälle handelt es sich um akute Geschehen. Als therapeutisches Verfahren bei Beschwerden auf Grund eines Überschusses (an Qi, Feuchtigkeit, Schleim, Stagnation, etc.) wird eine sedierende Methode zur Anwendung kommen. Bei einem zugrunde liegenden Mangelsyndrom sind die Beschwerden häufig chronisch. Die betroffenen Gelenke sind eher kühl, und es bestehen lediglich milde Schmerzen. Geringere Schwellungen sind bei Mangelzuständen zu finden. Hierbei kommt das tonisierende Verfahren zur Anwendung.

Welche Behandlungsverfahren sind für welche zugrunde liegende Pathologie empfehlenswert?
Bei Überschuss-Syndromen sollten ausleitende Methoden verwendet werden.
Sedierende Stimulationstechniken bei der Akupunktur und Topfenumschläge sollten verabreicht werden, um die Hitze auszuleiten.

Der Stellenwert der klassischen Massage aus Sicht der TCM:

Massagen bringen zusätzliche Energie in die Region, die behandelt wird. Da in den betroffenen Körperregionen bei akuten Prozessen bereits ein Überschuss vorliegt, bringen weitere Manipulationen eine Verschlimmerung mit sich.
Um den Patienten Erleichterung zu bringen, können und sollen laut TCM nicht betroffene Regionen massiert werden.
Dies gilt bei jeder Verspannung der Muskulatur.
Eine Muskulatur, die bereits verspannt und verhärtet ist, reagiert auf äußeren Druck durch eine Erhöhung ihres Tonuses, und damit einer Verschlechterung durch Massage.
Empfehlenswert wäre es z.B. bei einer Verspannung der Nackenmuskulatur, die umliegenden Rückenpartien zu massieren.
Bei Mangel-Syndromen ist jede Methode, die Wärme, Yang Qi usw. dem Körper zufügt, erlaubt. Dazu zählen zum Beispiel: Wärmepackungen, Moorbäder, Massagen, Moxibustionshandlungen etc.

Anmerkung:
Es folgt eine Auflistung verschiedener Schmerzempfindungen mit den jeweiligen Interpretationsmöglichkeiten aus Sicht der TCM.

Ausstrahlende Schmerzen
deuten auf eine Windproblematik hin. Dabei kann es sich entweder um inneren Wind aufgrund eines Blut-Mangels oder um einen eingedrungenen äußeren Wind handeln.

Lokale Schmerzen
deuten auf eine Qi- oder Blut-Stagnation hin.

Brennende Schmerzen
deuten auf Hitze hin. Im speziellen kann es sich um einen entzündlichen rheumatischen Prozess (Re Bi) handeln.
Wind, Kälte und Feuchtigkeit können durch Stagnationen Re Bi hervorrufen.

Schwellungen
deuten auf eine Qi- und Feuchtigkeitsstagnation hin.

Trägheitsgefühl
deutet auf eine Feuchtigkeitsproblematik hin.

Verschlimmerung durch Bewegung
deutet auf eine Hitzeproblematik oder einen Yin-Mangel hin.

Verschlimmerung in Ruhelage
deutet auf einen Yang-Mangel oder eine Feuchtigkeits- und Kälteproblematik hin. Sind Beschwerden durch eine Blut-Stagnation hervorgerufen, können diese ebenfalls durch Ruhe an Intensität zunehmen.

Verschlimmerung durch Wärme
deutet auf einen Hitzezustand hin.

Verbesserung durch Wärme
deutet auf einen Qi- und Yang-Mangel hin oder eine Kälteansammlung. Des weiteren löst Wärme Stagnationen auf.

Verschlimmerung durch Kälte
deutet auf einen Yang-Mangel oder Feuchtigkeit und Kälte hin.

Verbesserung durch Kälte
deutet auf einen entzündlichen rheumatischen Prozess hin. Achtung!! Extreme Kälte kann zu reaktiver Hitze führen. Ein kurzfristiger Erfolg kann längerfristig dem Patienten Nachteile bringen. Die Kälte bleibt in den Gelenken gespeichert und führt möglicherweise nach Jahren oder Jahrzehnten zu Problemen.

GLAUKOM

Grüner Star

Eine cirka 60 Jahre alte Patientin mit der Diagnose Glaukom kommt zur Behandlung. Sie ist dunkelhaarig und von kleiner Statur. Es besteht eine leichte Adipositas (Übergewicht). Auf den ersten Blick wirkt sie traurig und niedergeschlagen.
Wir bekommen durch die Patientin, die nun geschildert wird, die Gelegenheit, die Symptome einer Leber-Qi-Stagnation und zahlreiche daraus resultierende Krankheitsbilder zu studieren.

Ihre Krankengeschichte:
Die Frau leidet seit Jahrzehnten unter Kopfschmerzen in der Schläfenregion. Die Beschwerden traten regelmäßig vor dem Einsetzen der Menstruationsblutung auf. Seit ihrer Jugend hat sie unter rezidivierenden Beschwerden der Gallenblase gelitten. Letztendlich wurde ihr vor 12 Jahren die Gallenblase entfernt.
Im Alter von 58 Jahren wurde die Gebärmutter wegen therapieresistenter Myome entfernt. Seit einem halben Jahr ist bei ihr ein erhöhter Blutdruck bekannt.
Gegen den erhöhten Blutdruck hat sie in den vergangenen Wochen einen Dekokt eingenommen. Dieser hat ihr körperliches und psychisches Befinden verbessert.
Durch die Einnahme der Dekokte konnte eine Verbesserung ihrer Blutdruckwerte erzielt werden, wobei der diastolische Wert (der zweite Wert bei der Messung) schwerer einzustellen war.
Zusätzlich zu der Einnahme der Dekokte hat die Patientin mit großer Freude mit dem Bauchtanz begonnen. Als sie darüber berichtet, fängt ihr Gesicht zu strahlen an...

Nun sei sie vor zwei Wochen bei einer Gesundenuntersuchung gewesen. Dort habe der Arzt zufälligerweise einen erhöhten Augeninnendruck festgestellt. Die westliche Diagnose «Glaukom» wurde gestellt.
Zusätzliche Auffälligkeiten: Verspannungen im Bereich des Nackens, erhöhte Blutfettwerte (Cholesterin- und Triglyceridwerte) und leicht erhöhte Leberwerte (GPT, GOT, GGT). Es bestehen ein Druck- und Völlegefühl im Bauchbereich sowie eine Neigung zu Meteorismus (Blähungen). Diese treten regelmäßig auf, wenn sie schwer verdauliche Lebensmittel gegessen hat. Dazu zählt vorwiegend frisches Brot und Hülsenfrüchte.
Sie sagt, unter keinerlei Beschwerden im Augenbereich zu leiden.

Zunge
Form des Zungenkörpers: klein und zart. Ränder leicht geschwollen, angedeuteter Riss im Bereich der Shao Yin-Achse, zusätzlich ist die Zungenspitze nach oben gebogen.
Farbe des Zungenkörpers: rot mit einem Stich ins zyanotisch gehende, die Zungenspitze ist röter als der restliche Zungenkörper.
Zungenbelag: dünn und weiss.

Puls
Allgemeiner Charakter: Geschwindigkeit 1:5, leer (xu) und gespannt (xian), eher tief (chen).
Im Bereich der Gallenblase: leicht oberflächlich (fu).

Während der Pulsdiagnostik berichtet die Patientin über die Einnahme zweier verschiedener Blutdruckpräparate. Sie nimmt täglich die blutdrucksenkenden Präparate «Beloc» und «Adalat» ein, um den Blutdruck im Normbereich einzustellen.
Diese Information ist für die Interpretation des Pulses von entscheidender Bedeutung. Beide Blutdruckpräparate verändern die Qualität des Pulses: ohne die Einnahme der blutdrucksenkenden Medikamente wäre der Puls schneller, oberflächlicher und voller, als er sich nun manifestiert. Die beiden Arzneien leiten das aufsteigende Yang aus. Dies hat zur Folge, dass der Puls langsam (chi), tief (chen) und leer (xu) wird.

DIAGNOSEN

Leber-Qi-Stagnation
Aufsteigendes Leber-Yang
Feuchte-Hitze in der Gallenblase
Nieren-Yin-Mangel
Herz-Feuer

THERAPIE

Der Frau wird eine Rezeptur verschrieben, die verschiedene Aspekte berücksichtigt: sie enthält Kräuter, die das aufsteigende Yang beruhigen, einer Leber-Qi-Stagnation entgegenwirken, sowie einige tonisierende Kräuter.
Würde nur das aufsteigende Yang sediert werden, um dem erhöhten Augeninnendruck entgegenzuwirken, würde dies den Grundsätzen der chinesischen Medizin widersprechen. Immer muss die Konstitution und der aktuelle Zustand des Patienten bei der Therapie mit berücksichtigt werden.
Da ihr hoher Augeninnendruck sowie Blutdruck (zusätzlich zu dem aufsteigenden Gallen Yang) aufgrund einer Yin-Schwäche und Leber-Qi-Stagnation besteht, werden diese Aspekte in der Therapie mit berücksichtigt.

Ernährungsempfehlungen
Empfehlungen: hauptsächlich bitter kühlende sowie bewegende Nahrungsmittel und Kräuter. Besonders empfehlenswerte Kräuter sind: Frauenmantel, Augentrost und Chrysanthemenblüten.

Zu meiden: Scharf-Heisses, wie z.B.: Ingwer, Pfeffer, Chili, Curry, Zwiebel, Knoblauch und Alkohol, da dies das Yin verletzt, das Yang tonisiert und damit den Augen weiteren Schaden zufügt.

Chinesische Kräuter

Caulis Bambusae in taeniam (Zhuru) .... 3 g
Concha Haliotidis (Shijueming) .... 8 g
Spica Prunellae (Xiakucao) .... 3 g
Flos chrysanthemi (Juhua) .... 5 g
Concha Ostreae (Muli) .... 4 g
Radix Polygoni multiflori (Heshouwu) .... 8 g
Fr. Corni (Shanzhuyu) .... 4 g
Fr. Lycii (Gouqizi) .... 3 g
Rdx. Scutellariae baicalensis (Huangqin) .... 2 g
Rdx. Bupleuri (Chaihu) .... 2 g

Westliche Kräuter

Orangenschalen (Pericarpium Citri ret.) .... 5 g
Pfefferminze (Herba Menthae piperitae) .... 4 g
Frauenmantel (Herba Alchemillae) .... 3 g
Augentrost (Herba Euphrasia officinalis) .... 3 g
Chrysanthemenblüten (Flos chrysanthemi) .... 3 g

Akupunkturpunkte

Sedieren (Xie Fa): Le 2 (Xingjian), Le 3 (Taichong), Gb 20 (Fengchi), Gb 34 (Yanglingquan), Bl 2 (Zanzhu), 3E 5 (Waiguan).
Tonisieren (Bu Fa): Le 8 (Ququan), Ni 3 (Taixi).

Diese Patientin ermöglicht ein detailliertes Studium des Begriffes der «Leber-Qi-Stagnation».
Von Interesse ist in diesem Zusammenhang nicht nur der äußere Verlauf des Lebermeridians (mit dem in der Akupunktur, bei Shiatsu, Tuina, APM, etc. gearbeitet wird), sondern im Speziellen dessen innerer Verlauf:
Der innere Verlauf des Leber Meridians hat seinen Ursprung im Bereich der Gebärmutter (bzw. der Prostata bei Männern), verläuft aufwärts durch Dickdarm, Magen, durch das Zwerchfell hindurch, beim Herz vorbei, bei der Schilddrüse vorbei in Richtung Kehlkopf. Er endet, nachdem er die Zunge passiert hat, im Bereich der Augen. Seitenäste zweigen in die Schläfenregionen ab.

Bei einer Leber-Qi-Stagnation können alle aufgelisteten Regionen betroffen sein.
Bei der oben beschriebenen Patientin sind eine Vielzahl der möglichen Körperregionen betroffen: Sie entwickelte Uterusmyome. Dies hat zur Entfernung ihrer Gebärmutter geführt. Des weiteren klagt sie über Verdauungsprobleme. Zur Zeit leidet sie unter einem Spannungsgefühl im Bereich des Brustkorbes. Unruhezustände runden das Gesamtbild ab. Manchmal hat sie das Gefühl, nicht tief durchatmen zu können. Wie bereits erwähnt, bestehen Kopfschmerzen in der Schläfenregion, sowie Probleme mit den Augen.
Die geschilderten Beschwerden gehen ausnahmslos auf eine Leber-Qi-Stagnation zurück.
Glücklicherweise liegt keine Schilddrüsenerkrankung vor (diese kann sich bei dem energetischen Bild einer Leber-Qi-Stagnation leicht entwickeln). Auch ein Engegefühl im Hals, das in China recht anschaulich als «Pflaumenkerngefühl» bezeichnet wird, liegt nicht vor. Dem «Pflaumenkerngefühl» in China entspricht der «Globus hystericus» unserer Breiten.
Durch die operative Entfernung der Gallenblase sowie der Gebärmutter wurde die zugrunde liegende Problematik einer Leber-Qi-Stagnation nicht behoben. Dies hat zu einer Symptomverlagerung geführt.
Nachdem bei der Patientin zu Beginn Kopfschmerzen aufgetreten sind, haben sich im Laufe der Jahre Probleme im Bereich der Gallenblase, des Verdauungstraktes, der Gebärmutter, sowie des Blutdrucks, und in den letzten Wochen innerhalb der Augen die Symptome einer Leber-Qi-Stagnation, manifestiert.

DIFFERENTIALDIAGNOSEN

1. Leber-Qi-Stagnation
2. Aufsteigendes Leber-Yang
3. Feuchte-Hitze in der Gallenblase
4. Leber-Feuer

1. GLAUKOM auf Grund einer Leber-Qi-Stagnation

Hauptsymptome

Reizbarkeit, ein Gefühl der Anspannung, plötzliche Emotionsausbrüche, der Patient lässt sich nicht angreifen, Spannungsgefühl unter dem Rippenbogen, Schluckauf, Patient seufzt regelmäßig, Spannungsgefühl in der Brust und im Unterbauch, PMS (prämenstruelles Syndrom), Menstruationsstörungen mit Dysmenorrhoe (Schmerzen zur Zeit der Menstruationsblutung), unregelmäßige Menstruation, Globusgefühl, Knoten im Brustbereich, Spannungen im Nacken, abwechselnd Verstopfung und Durchfall, Blähungen.

Zunge

Zungenkörper: zyanotisch, bei lang bestehender Leber-Qi-Stagnation mit geschwollenen Rändern.
Zungenbelag: dünn und weiß.

Puls

gespannt (xian), vor allem im Bereich der Leber und Gallenblase.

THERAPIE

Chinesische Kräuter

CHAI HU SHU GAN SAN
Pericarpium Citri reticulatae (Chenpi) .... 6 g
Rdx. Bupleuri (Chaihu) .... 6 g
Rdx. Ligustici (Chuanxiong) .... 4 g
Fr. Aurantii immaturus (Zhishi) .... 4 g
Rdx. Paeoniae alba (Baishao) .... 4 g
Rdx. Glycyrrhizae (Gancao) .... 1 g
Rhz. Cyperi (Xiangfu) .... 4 g

Westliche Kräuter

Mandarinenschalen (Pericarpuim Citri reticulatae) . . . . 6 g
Jasmin (Flos Jasmini) . . . . 6 g
Frauenmantel (Herba Alchemillae) . . . . 4 g
Pfefferminze (Herba Menthae piperitae) . . . . 2 g
Kardamom (Fructus Cardamomi) . . . . 3 g

Akupunkturpunkte

Sedieren (Xie Fa): Le 3 (Taichong), Le 14 (Qimen), Gb 34 (Yanglingquan), Mi 9 (Yinlingquan).

2. GLAUKOM
auf Grund eines Aufsteigenden Leber-Yangs

Hauptsymptome
intensive Kopfschmerzen, die klopfend sein können, meist seitlich oder über dem Bereich der Augenbrauen (Punkt Gb 14 Yangbai); innere Unruhezustände, Neigung zu Wutausbrüchen, Reizbarkeit, trockene gerötete Augen, erhöhter Augeninnendruck, Herzklopfen, Schlafstörungen mit lebhaften Träumen, Schwindelsymptome, Hitzegefühl im Bereich des Thorax; Handflächen und Fußsohlen sind warm, Hitzewallungen.

Zunge
Zungenkörper: rot, vor allem an den Rändern.
Zungenbelag: trocken, dünn, wenig.

Puls
gespannt (xian) und schnell (shuo).

THERAPIE

Chinesische Kräuter
QI JU DI HUANG WAN
Rdx. Rehmanniae praeparata (Shudihuang) . . . . 12 g
Fr. Corni (Shanzhuyu) . . . . 6 g
Rhz. Dioscoreae (Shanyao) . . . . 6 g
Poria Cocos (Fuling) . . . . 4 g
Ctx. Moutan (Mudanpi) . . . . 4 g
Rhz. Alismatis (Zexie) . . . . 4 g
Fr. Lycii (Gouqizi) . . . . 4 g
Flos Chrysanthemi (Juhua) . . . . 5 g

Westliche Kräuter
Maishaar (Stigmata Maydis) . . . . 9 g
Enzianwurzel (Radix Gentianae) . . . . 2 g
Tausendguldenkraut (Herba Centauri) . . . . 2 g
Chrysanthemenblüten (Flos Chrysanthemi) . . . . 7 g
Augentrost (Herba Euphrasia Officinalis) . . . . 2 g

Akupunkturpunkte
Sedieren (Xie Fa): Le 2 (Xingjian), Le 3 (Taichong), Gb 34 (Yanglingquan) und Gb 43 (Xiaxi).
Tonisieren (Bu Fa): Le 8 (Ququan) und Ni 8 (Jiaoxin).

3. GLAUKOM
auf Grund einer Feuchte-Hitze in der Gallenblase

Hauptsymptome
Völle- und Druckgefühl im Bereich des Bauches und unter den Rippenbögen, wobei diese Beschwerden durch die Anwendung von Druck und Wärme verstärkt werden; Ikterus (Gelbsucht), bitterer Mundgeschmack speziell am Vormittag, subfibriläre Temperatur; gelber, trüber Urin; Dysurie (Schmerzen beim Wasserlassen), Übelkeit, Brechreiz, Kopfschmerzen, nässende Hautausschläge, erhöhte Blutfettwerte und erhöhte Leberwerte.

Zunge
Zungenkörper: rot, an den Rändern geschwollen.
Zungenbelag: dick, gelb und feucht.

Puls
schnell (shuo), gleitend (hua), gespannt (xian).

THERAPIE

Chinesische Kräuter
YIN CHEN HAO TANG
Hb. Artemisiae (Yinchenhao) .... 18 g
Fr. Gardeniae (Zhizi) .... 9 g
Rdx. et Rhz. Rhei (Dahuang) .... 6 g

Westliche Kräuter
Chrysanthemenblüten (Flos Chrysanthemi) .... 12 g
Augentrost (Herba Euphrasia Officinalis) .... 3 g
Frauenmantel (Herba Alchemillae)....................... 6 g
Erdrauch (Herba Fumariae) .... 3 g
Klettenwurzel (Radix Arctium lappa) .... 3 g

Akupunkturpunkte
Sedieren (Xie Fa): Di 4 (Hegu), Bl 18 (Ganshu), Bl 19 (Danshu), Le 14 (Qimen), Gb 34 (Yanglingquan), Gb 24 (Riyue).
Tonisieren (Bu Fa): Ma 36 (Zusanli).

4. GLAUKOM
auf Grund von Leber-Feuer

Hauptsymptome
Pochende Kopfschmerzen, meist im Schläfen- und Augenbereich; Schwindel, Tinnitus (Ohrensausen. Dieses beginnt plötzlich und bessert sich durch Druck auf das Ohr nicht. Das Geräusch weist einen hohen Ton auf.), plötzliche Schwerhörigkeit oder Hörsturz, Taubheit, Mundtrockenheit; bitterer Mundgeschmack, der den ganzen Tag über anhält; Hitzegefühl im Kopfbereich, Neigung zu Konjunktivitis (Bindehautentzündung), Gesichtsrötung, zu starke Menstruationsblutung, Nasenbluten.

Zunge
Zungenkörper: rot, speziell an den Rändern.
Zungenbelag: gelb und trocken.

Puls
schnell (shuo), gespannt (xian), voll (shi), überflutend (hong).

THERAPIE

Chinesische Kräuter
LONG DAN XIE GAN TANG
Rdx. Gentianae (Longdan) . . . . .4 g
Rdx. Scutellariae baicalensis (Huangqin). . . . . .5 g
Fr. Gardeniae (Zhizi). . . . . .5 g
Caulis Akebiae (Mutong) . . . . .4 g
Sm. Plantaginis (Cheqianzi) . . . . .7 g
Rhz. Alismatis (Zexie). . . . . .6 g
Rdx. Bupleuri (Chaihu) . . . . .5 g
Rdx. Rehmanniae viride (Shengdihuang) . . . . .9 g
Rdx. Angelica sinensis (Danggui). . . . . .6 g
Rdx. Glycyrrhizae (Gancao). . . . . .2 g

Westliche Kräuter
Weinblätter (Vitis vinifera) . . . . 7 g
Hopfen (Strobulus Lupuli) . . . . 2 g
Klettenwurzel (Radix Arctium lappa) . . . . 3 g
Löwenzahnblätter (Herba Taraxaci) . . . . 7 g
Tausendguldenkraut (Herba Centauri) . . . . 3 g

Akupunkturpunkte
Sedieren (Xie Fa): Le 2 (Xingjian), Le 3 (Taichong), Gb 20 (Fengchi), Gb 34 (Yanglingquan).

HYPERTONIE

Blutdruckerhöhung

Ein 57 jähriger, übergewichtiger Herr mit Hypertonie kommt zum vereinbarten Termin.
Er ist seit längerer Zeit in Pension und besitzt ein gemütliches Naturell. In den vergangenen drei Jahren habe er unverhältnismäßig stark zugenommen. Wörtlich sagt er: «Jeder Blick auf eine Mahlzeit resultiert unweigerlich in 2 kg mehr».
Seine weiteren Symptome sind: ein Druckgefühl im Bereich des Brustkorbes sowie ein Gefühl der Müdigkeit. Diese Müdigkeit beeinträchtigt ihn laut eigenen Angaben.
Er fühlt sich träg und aufgedunsen und leidet unter Kopfschmerzen und einem Schwindelgefühl.
Des weiteren besteht ein Gefühl der Übelkeit sowie Brechreiz. Der Patient fühlt sich «irgendwie unlustig».
Wegen der aufgelisteten Beschwerden sei er zu seiner Hausärztin gegangen. Diese habe einen hohen Blutdruck im Bereich von 180:110 diagnostiziert.

Zunge
Zungenkörper: geschwollen.
Zungenbelag: dick, weiß und feucht.

Puls
allgemein dünn (xi) und gespannt (xian).
im Bereich des Mittleren Erwärmers gleitend (hua).

DIAGNOSE

Milz-Qi-Mangel
Feuchtigkeitsobstruktion im Bereich des Mittleren Erwärmers
Leber-Qi-Stagnation

THERAPIE

Ernährungsempfehlungen
Empfehlungen: regelmäßig gekochte Mahlzeiten. Diese sollten mit zahlreichen Küchenkräutern zubereitet werden.
Zu vermeiden: alle Milchprodukte außer Butter, Brot und weitere Weizenprodukte, zu häufiger Genuss von Rohkost.

Verhaltensmaßnahmen:
Zusätzlich zur Dekokteinnahme und Akupunktur soll ein regelmäßiges Herz-Kreislauftraining betrieben werden.

Chinesische Kräuter
Rhz. Pinelliae (Banxia) .... 6 g
Rhz. Atractylodis Macrocephalae (Baizhu) .... 7 g
Rhz. Gastrodiae (Tianma) .... 3 g
Poria Cocos (Fuling) ....12 g
Rdx. Glycyrrhizae (Gancao) .... 2 g
Rhz. Zingiberis Recens (Shengjiang)..................... 2 g
Rdx. Scutellariae baicalensis (Huangqin)................. 3 g

Anlässlich eines Kontrolltermins nach 3 Wochen bringt der Patient einen Computerauszug mit. Auf diesem hat er seine Blutdruckwerte aufgelistet. Er hat täglich drei Messungen durchgeführt.
Das Ergebnis: 2 Tage nach der ersten Akupunkturbehandlung hat sich sein Blutdruckwert normalisiert und befindet sich seither im Bereich von 120:75.
Der Normwert von 140:90 wurde nicht mehr überschritten.

Während der vergangenen drei Wochen hat der Patient 4 kg Körpergewicht durch regelmäßige körperliche Bewegung abgenommen.
Gefragt, wie er sich die weitere Therapie vorstelle, erwidert er, dass er weder eine Akupunkturbehandlung noch die Einnahme von Kräutern in Anspruch nehmen möchte. Die umgestellten Lebensgewohnheiten möchte er jedoch konsequent beibehalten. Wir vereinbaren, dass er sich bei einer Verschlechterung des Blutdruckwertes melden solle.

Westliche Kräuter
Die Einnahme westlicher Kräuter hat unser Patient abgelehnt. Welche Kräuter hätten ihm verabreicht werden können?
Eine Mischung aus aromatischen und karminativen Kräutern: (aromatische Kräuter wandeln Feuchtigkeit in kostbare Säfte (Jin Ye) um, karminative Kräuter lösen Stagnationen innerhalb des Verdauungstraktes auf)

Zum Beispiel:
Kardamom (Fructus Cardamomi) .... 3 g
Orangenschalen (Pericarpium Aurantii) .... 5 g
Kümmel (Carum carvi) .... 3 g

Sowie den klassischen Kräutern, die gegen eine Blutdruckerhöhung gegeben werden:

Weißdornfrüchte (Fructus seu Flos Crataegi) .... 6 g
Mistelzweige und -blätter (Herba Visci) .... 6 g
Olivenblätter (Folium Olivum) .... 6 g

Akupunkturpunkte
Tonisieren (Bu Fa): Ma 36 (Zusanli), Mi 6 (Sanyinjiao), Ma 40 (Fenglong).
Sedieren (Xie Fa): Le 3 (Taichong), Gb 34 (Yanglingquan), Di 1 (Shangyang), Di 4 (Hegu).

Anmerkung:
Eine Blutdruckerhöhung kann aus Sicht der Traditionellen Chinesischen Medizin verschiedene Ursachen haben. (Siehe Differentialdiagnosen)
Ist der zweite Wert, der diastolische Wert zu hoch, so kann dies als Hinweis auf eine Leber-Qi-Stagnation interpretiert werden. Dies trifft auch auf den beschriebenen Patienten zu.
Eine einfache, aber glücklicherweise effiziente Methode gegen die Symptome einer Leber-Qi-Stagnation ist körperliche Bewegung. Die wahren Ursachen einer Leber-Qi-Stagnation liegen im Bereich der Emotionen. Es wird gesagt, dass ein nicht Ausleben von Frustration, Aggression und Zorn zu den Symptomen einer Leber-Qi-Stagnation führt. Maßnahmen, die helfen, bereits aufgestaute Emotionen wie Wut, Zorn und Aggression aus dem Körper zu bekommen, können als therapeutische Möglichkeiten angewendet werden. Wichtig ist dabei eine spielerische, freudvolle Komponente.
Patienten mit einer Leber-Qi-Stagnation haben ihre Emotionen und tiefsten Wünsche zu lange unterdrückt. Auf diese Wünsche und Sehnsüchte zu hören und danach zu leben, ist mindestens ebenso wichtig wie die Einnahme der bitterkalten Kräuter.
Längerfristig geht es um tiefe Entspannung, Geborgenheit, Vertrauen und Liebe.
«Es ist gut so, wie es ist.» Diese Worte zu erfahren (nicht nur mit dem Intellekt zu erfassen) bringt Heilung für Patienten, die unter den Symptomen einer Leber-Qi-Stagnation leiden.

DIFFERENTIALDIAGNOSEN

1. Leber-Feuer
2. Hitze im Shao Yang und Yang Ming
3. Leber-Qi-Stagnation
4. Leber-Yin-Mangel
5. Leber- und Nieren-Yin-Mangel
6. Nieren-Yin-Mangel in Kombination mit Herz-Feuer
7. Nieren-Yang Mangel
8. Milz-Qi-Mangel mit Schleimkälte und Feuchtigkeitsobstruktionen

1. HYPERTONIE
auf Grund eines Leber-Feuers

Hier liegt ein Überschuss vor. Patienten mit dem energetischen Muster «Leber-Feuer» neigen zu Unruhezuständen, haben Kopfschmerzen und rote Augen. Oft sehen sie verschwommen, haben eine rötliche Gesichtsfarbe, einen bitteren Mundgeschmack und vertragen keine Hitze. Der Blutdruck steigt in warmen Räumen. Oft leiden betroffene Menschen unter Schwindelgefühlen oder Drehschwindel. Tinnitus (Ohrensausen) ist eine mögliche Erscheinung, wobei der Ton eher tief ist. Gleichgewichtsstörungen und eine Erhöhung des Augeninnendruckes sind möglich.

Zunge
Zungenkörper: rot.
Zungenbelag: dick und gelb.

Puls
gespannt (xian), gleitend (hua) und voll (shi).

THERAPIE

Chinesische Kräuter
LONG DAN XIE GAN TANG
Rdx. Gentianae (Longdan) .... 4 g
Fr. Gardeniae (Zhizi) .... 3 g
Rdx. Scutellariae baicalensis (Huangqin) .... 2 g
Rdx. Bupleuri (Chaihu) .... 2 g
Rhz. Alismatis (Zexie) .... 4 g
Sm. Plantaginis (Cheqianzi) .... 4 g
Rdx. Rehmanniae viride (Shengdihuang) .... 4 g
Rdx. Glycyrrhizae (Gancao) .... 2 g

Westliche Kräuter
Olivenblätter (Folium Olivum) . . . . 5 g
Frauenmantel (Herba Alchemillae) . . . . 5 g
Löwenzahnblätter (Herba Taraxaci) . . . . 2 g
Rhabarberwurzel (Radix et Rhizoma Rhei) . . . . 2 g
Enzianwurzel (Rdx. Gentianae) . . . . 3 g
Tausendguldenkraut (Herba Centauri) . . . . 3 g

Akupunkturpunkte
Sedieren (Xie Fa): Ks 3 (Quze), Ks 9 (Zhongchong) (bluten lassen), Le 2 (Xingjian), Le 3 (Taichong), Mi 10 (Xuehai), Bl 62 (Shenmai), Bl 18 (Ganshu), Gb 20 (Fengchi), Gb 8 (Shuaigu), Du Mai 20 (Baihui).

2. HYPERTONIE auf Grund einer Hitze im Shao Yang und Yang Ming

Typische Symptome sind: seitliche Kopfschmerzen bzw. Migräne, Trigeminusneuralgien, bitterer Mundgeschmack, Schmerzen unter dem Rippenbogen, Übelkeit, Brechreiz, Unruhezustände, eine Neigung zu Gallensteinen, erhöhte Cholesterin- und Triglyceridwerte, erhöhte Leberwerte, Neigung zu Gastritis.

Zunge
Zungenkörper: rot.
Zungenbelag: gelb.

Puls
gespannt (xian), voll (shi), schnell (shuo).

THERAPIE

Chinesische Kräuter
CHAI HU TANG
Rdx. Bupleuri (Chaihu) ....3 g
Fr. Aurantii immaturus (Zhishi).........................2 g
Rdx. Paeoniae alba (Baishao) ....3 g
Rhz. Zingiberis recens (Shengjiang) ....2 g
Rdx. Scutellariae baicalensis (Huangqin)................2 g
Rdx. et Rhz. Rhei (Dahuang).............................3 g
Rhz. Pinelliae (Banxia).................................4 g
Fr. Jujubae (Dazao) ....2 Stück

Westliche Kräuter
Tausendguldenkraut (Herba Centauri) ....2 g
Enzianwurzel (Rdx. Gentianae) ....2 g
Maishaar (Stigmata Maydis)..............................6 g
Erdrauch (Herba Fumariae) .... 5 g

Akupunkturpunkte
Tonisieren (Bu Fa): Ni 3 (Taixi), Ni 7 (Fuliu), Ma 36 (Zusanli).
Sedieren (xie Fa): Bl 62 (Shenmai), Bl 18 (Ganshu), Gb 34 (Yanglingquan), Gb 20 (Fengchi).

3. HYPERTONIE auf Grund einer Leber-Qi-Stagnation

Hauptsymptome
Die Patienten leiden unter Unruhezuständen, Anspannungen, schlechter Laune, haben ein Kloßgefühl im Hals, ein Gefühl des Druckes im Thorax, sowie einen trockenen Mund.
Menschen mit einer Leber-Qi-Stagnation möchten nicht angegriffen bzw. berührt werden. Weitere Symptome sind: Verspannungen in der Nackenregion, Reizbarkeit, Schmerzen während bzw. vor der Menstruation, klumpiges Menstruationsblut, seitliche Kopfschmerzen.Verbesserung erfahren Patienten mit einer Leber-Qi-Stagnation durch körperliche Bewegung, Ausleben der Kreativität sowie durch erfüllte Sexualität.

Zunge
Zungenkörper: zyanotisch, möglicherweise mit geschwollenen Zungenrändern.
Zungenbelag: keine typischen Veränderungen.

Puls
gespannt (xian).

THERAPIE

Chinesische Kräuter
XIAO YAO SAN
Rdx. Bupleuri (Chaihu) .... 9 g
Rdx. Angelicae sinensis (Danggui)...................... 9 g
Rhz. Atractylodis Macrocephalae (Baizhu) .... 9 g
Poria Cocos (Fuling) .... 9 g
Rdx. Paeoniae alba (Baishao) .... 9 g
Rhz. Zingiberis Recens (Shengjiang)...................... 3 g
Hb. Mentha (Bohe) .... 2 g

Westliche Kräuter

Frauenmantel (Herba Alchemillae) . . . . 5 g
Schafgarbe (Herba Millefolii) . . . . 5 g
Olivenblätter (Folium Olivum) . . . . 4 g
Mariendistelsamen (Fructus Cardui mariae) . . . . 3 g
Orangenschalen (Citrus aurantium) . . . . 6 g
Pfefferminze (Herba Menthae piperitae) . . . . 3 g

Akupunkturpunkte:

Sedieren (Xie Fa): Le 3 (Taichong), Gb 34 (Yanglingquan).

4. HYPERTONIE auf Grund eines Leber-Yin-Mangels

Hauptsymptome
Durst, Blässe des Gesichtes mit roten Wangen, Hitzewallungen, Auszehrung des Körpers, Tinnitus (Ohrensausen) mit einem hochfrequenten Ton, Drehschwindel, «Hitze der Fünf Herzen» (dies entspricht den Regionen der Handinnenflächen, Fußsohlen und des Brustkorbes), Verschlechterung der Beschwerden am späten Nachmittag sowie in der Nacht, leicht erhöhte Temperatur am Nachmittag, Nachtschweiß, «knirschende Gelenke», Neigung zu Krämpfen, trockene Augen, Lichtempfindlichkeit.

Zunge
Zungenkörper: schmal, rot, mit Rissen an den Zungenrändern.
Zungenbelag: fehlend.

Puls
leer (xu), schnell (shuo), oberflächlich (fu) und möglicherweise rau (se).

THERAPIE

Chinesische Kräuter
QI JU DI HUANG WAN
Rdx. Rehmanniae viridae (Shengdihuang) ....9 g
Poria Cocos (Fuling) ....6 g
Rhz. Alismatis (Zexie) ....4 g
Ctx. Moutan (Mudanpi) ....4 g
Rhz. Dioscoreae (Shanyao) ....5 g
Fr. Corni (Shanzhuyu) ....5 g
Flos Chrysanthemi (Juhua) ....6 g
Fr. Lycii (Gouqizi) ....5 g

Westliche Kräuter
Mariendistelsamen (Fructus Cardui mariae) . . . . 6 g
Ockergelber Hohlzahn (Herba Galeopsis) . . . . 9 g
Vogelknöterich (Polygonum aviculare) . . . . 8 g
Mistelzweige und -blätter (Herba Visci) . . . . 7 g
Mönchspfeffer (Agnus castus) . . . . 4 g

Akupunkturpunkte
Tonisieren (Bu Fa): Ni 3 (Taixi), Ni 6 (Zhaohai), Ni 7 (Fuliu), Le 3 (Taichong), Bl 23 (Shenshu), Gb 25 (Jingmen).
Sedieren (Xie Fa): Gb 20 (Fengchi), Le 2 (Xingjian).

5. HYPERTONIE auf Grund eines Leber- und Nieren-Yin-Mangels

Trockener Mund, trockene Augen, Blässe des Gesichtes mit roten Wangen, Hitzewallungen, Tinnitus (Ohrensausen) mit einem hochfrequenten Ton, Drehschwindel, Verschlimmerung am späten Nachmittag und in der Nacht, Schweißausbrüche, Fieber am Nachmittag, Schlafprobleme, Unruhezustände, Rückenschmerzen im LWS-Bereich mit Verschlimmerung durch Bewegung, «Hitze der Fünf Herzen» (Handinnenflächen, Fußsohlen und Brustkorb), Schwerhörigkeit, Osteoporose (herabgesetzte Knochendichte).

Zunge
Zungenkörper: rot, schmal, rissig.
Zungenbelag: fehlend.

Puls
dünn (xi), leer (xu), schnell (shuo), oft auch oberflächlich (fu).

THERAPIE

Chinesische Kräuter
ER LONG ZUO CI WAN
Rdx. Rhemanniae praeparate (Shudihuang) . . . . 5 g
Rhz. Dioscoreae (Shanyao) . . . . 4 g
Ctx. Moutan (Mudanpi) . . . . 3 g
Rhz. Acori (Shichangpu) . . . . 3 g
Fr. Corni (Shanzhuyu) . . . . 5 g
Rhz. Alismatis (Zexie) . . . . 5 g
Poria Cocos (Fuling) . . . . 7 g
Magnetitum (Cishi) . . . . 5 g

Westliche Kräuter

Ockergelber Hohlzahn (Herba Galeopsis) . . . . 5 g
Vogelknöterich (Polygonum aviculare) . . . . 8 g
Queckenwurzel (Rhizoma Graminis) . . . . 4 g
Lungenkraut (Herba Pulmunariae) . . . . 6 g
Zinnkraut (Equisetum arvense) . . . . 6 g

Akupunkturpunkte

Tonisieren (Bu Fa): Ni 3 (Taixi), Ni 6 (Zhaohai), Ni 7 (Fuliu), Le 3 (Taichong), Bl 23 (Shenshu), Gb 25 (Jingmen).
Sedieren (Xie Fa): Gb 20 (Fengchi), Le 2 (Xingjian).

6. HYPERTONIE auf Grund eines Nieren-Yin-Mangels in Kombination mit Herz-Feuer

Diese Kombination weist auf eine Dysbalance der Elemente Feuer und Wasser hin. (Shao-Yin-Achse)

Hauptsymptome
Palpitationen (Herzklopfen), Angst- und Unruhezustände, Nervosität, Nachtschweiß, Durst, Verstopfung mit trockenem Stuhl, Druckgefühl im Bereich des Thorax, Wechselbeschwerden, Logorrhoe (Redefluss), Zahnfleischentzündungen; Rückenschmerzen, die speziell in der LWS-Region lokalisiert sind und in Ruhe weniger werden und bei Bewegung an Intensität zunehmen; Neigung zu Blasenentzündungen, Ein- und Durchschlafprobleme.

Zunge
Zungenkörper: rot, mit spezieller Rötung im Bereich der Zungenspitze; schmal, Längsriß im Bereich der Shao Yin-Achse.
Zungenbelag: fehlend.

Puls
Im Nierenbereich: dünn (xi), schnell (shuo), leer (xu).
Im Herzbereich: oft oberflächlich (fu).

THERAPIE

Chinesische Kräuter

TIAN WANG BU XIN DAN

Rdx. Rhemanniae (Shengdihuang) .... 4 g
Rdx. Ginseng (Renshen) .... 4 g
Rdx. Salviae Miltiorrhizae (Danshen) .... 6 g
Poria Cocos (Fuling) .... 8 g
Rdx. Asparagi (Tianmendong) .... 4 g
Rdx. Platycodi (Jiegeng) .... 4 g
Rdx. Angelica sinensis (Danggui) .... 6 g
Rdx. Scrophulariae (Xuanshen) .... 5 g
Fr. Schisandrae (Wuweizi) .... 3 g
Rdx. Polygalae (Yuanzhi) .... 3 g
Sm. Ziziphi Spinosae (Suanzaoren) .... 3 g
Rdx. Ophiopogonis (Maimendong) .... 5 g
Cinnabaris (Zhusha) .... 1 g

Westliche Kräuter

Passionsblüten (Herba Passiflorae) .... 8 g
Hopfen (Strobulus Lupuli) .... 8 g
Weißdornblüten (Flos Crataegi) .... 8 g
Ockergelber Hohlzahn (Herba Galeopsis) .... 6 g
Zinnkraut (Herba Equiseti) .... 6 g
Vogelknöterich (Polygonum aviculare) .... 6 g
Olivenblätter (Folium Olivum) .... 6 g

Akupunkturpunkte

Tonisieren (Bu Fa): Ni 3 (Taixi), Ni 6 (Zhaohai), Ni 7 (Fuliu), Bl 23 (Shenshu).
Sedieren (Xie Fa): He 7 (Shenmen), He 8 (Shaofu).

7. HYPERTONIE
auf Grund eines Nieren-Yang Mangels

Hauptsymptome
Rückenschmerzen mit Verbesserung der Beschwerden durch Bewegung, Massage und Wärmeanwendungen;
Ödeme speziell im Bereich der Beine, Abneigung gegen Kälte, Kälte des gesamten Körpers (im Gegensatz zur Leber-Qi-Stagnation, bei der nur die Akren (Finger, Zehen, Nasenspitze und Ohren) kalt sind, Ängstlichkeit, Müdigkeit, Schweregefühl, Antriebslosigkeit, Taubheitsgefühl im Bereich der unteren Extremität, Blässe des Gesichtes, Libidomangel, möglicherweise Impotenz, reichlich klarer Urin, nächtliches Wasserlassen.

Zunge
Zungenkörper: blass, geschwollen.
Zungenbelag: weiß und feucht.

Puls
tief (chen), langsam (chi), leer (xu), möglicherweise gespannt (xian).

THERAPIE

Chinesische Kräuter
Ctx. Eucommiae (Duzhong) .... 6 g
Spica Prunellae (Xiakucao) .... 3 g
Ramulus Uncariae (Gouteng) .... 3 g
Rdx. Scutellariae baicalensis (Huangqin) .... 3 g

Westliche Kräuter

Fenchel (Fructus Foeniculi) .... 3 g
Kümmel (Carum carvi) .... 3 g
Anis (Fructus Anisi) .... 3 g
Koriander (Coriandrum Sativum) .... 3 g
Lorbeerblätter (Folium Lauri) .... 3 g
Kardamom (Fructus Cardamomi) .... 3 g
Wacholderbeeren (Fructus Juniperi)...................... 3 g

Akupunkturpunkte

Tonisieren (Bu Fa): möglicherweise auch Moxibustion:
Bl 23 (Shenshu), Ni 3 (Taixi), Ni 6 (Zhaohai), Ni 7 (Fuliu), Ma 36 (Zusanli).

8. HYPERTONIE
auf Grund eines Milz-Qi-Mangels mit Schleimkälte und Feuchtigkeitsobstruktionen

Hauptsymptome
Neigung zu Adipositas (Übergewicht), erhöhte Cholesterin- und Triglyceridwerte, Süßverlangen, schwaches Bindegewebe, Müdigkeit, Neigung zu Grübeln, Völlegefühl, Appetitlosigkeit, Neigung zu Wasseransammlungen im Bereich des gesamten Körper.

Zunge
Zungenkörper: breit, geschwollen, blass mit Zahnabdrücken.
Zungenbelag: feucht, weiß, mit einem gelben Belag im Bereich des Mittleren Erwärmers.

Puls
gleitend (hua).

THERAPIE

Chinesische Kräuter
BAO HE WAN
Fr. Crataegi (Shanzha) .... 6 g
Massa fermentata (Shenqu) .... 6 g
Sm. Raphani sativi (Laifuzi) .... 4 g
Pericaprium Citri reticulate (Chenpi) .... 6 g
Rhz. Pinelliae (Banxia) .... 6 g
Poria Cocos (Fuling) .... 8 g
Fr. Forsythiae (Lianqiao) .... 4 g

Westliche Kräuter
Frauenmantel (Herba Alchemillae)........................5 g
Rosmarin (Folium Rosmarini) ....3 g
Pfefferminze (Herba Menthae)..........................3 g
Kümmel (Carum carvi) ....3 g
Kardamom (Fructus Cardamomi) ....3 g
Mandarinenschalen (Pericarpium Citri ret.)...............8 g

Akupunkturpunkte
Tonisieren (Bu Fa): Mi 6 (Sanyinjiao), Ma 36 (Zusanli), Ma 40 (Fenglong), Bl 23 (Shenshu), Ni 7 (Fuliu).
Sedieren (Xie Fa): Le 3 (Taichong), Gb 34 (Yanglingquan).

Erste Anmerkung:
Über die Wirkung der klassischen blutdrucksenkenden Präparate (wie z.B. der Betablocker):

Diese Präparate bewirken eine Sedierung des aufsteigenden Yang. Aus diesem Grund werden derartige Medikamente ohne Nebenwirkungen bei Menschen, deren hoher Blutdruck wegen eines Yang-Überschusses besteht, angewendet. Bei diesen Menschen lässt sich der Blutdruck durch die antihypertensive Therapie gut normalisieren. Betroffene Patienten fühlen sich nach der Einnahme der Präparate beruhigt und entspannt, jedoch nicht müde.
Die blutdrucksenkenden Medikamente wirken jedoch keiner Leber-Qi-Stagnation entgegen, sie können das Yin nicht tonisieren und auch nicht Feuchtigkeit und Schleim aus dem Körper ausleiten. Daraus resultieren neben der erwünschten blutdrucksenkenden Wirkung leider auch Nebenwirkungen.
Bei Patienten mit einem Yin-Mangel mit aufsteigendem Leere-Feuer ist die blutdruckregulierende Wirkung der Präparate gege-

ben. In vielen Fällen leiden betroffene Patienten jedoch an folgenden Nebenwirkungen: Müdigkeit, Erschöpfung und Libidomangel. Am wenigsten ist Menschen, die eine Hypertonie aufgrund eines Mangels besitzen, durch die klassischen blutdrucksenkenden Medikamente geholfen. Bei ihnen ist mit einer verstärkten Nebenwirkungsrate zu rechnen.

Zusammenfassung:
Menschen mit einem wirklichen Yang Überschuss profitieren von einer antihypertensiven Therapie. Bei Patienten, die bereits zu Therapiebeginn unter den Symptomen eines Yang Mangels leiden, sollten diese Präparate nur mit Vorsicht verschrieben bzw. auf andere Therapiemethoden zurückgegriffen werden.
Zur Veranschaulichung ein Beispiel aus der klinischen Praxis: Während meiner Zeit als Turnusarzt an einer kardiologischen Abteilung wurde ein 140 kg schwerer Patient mit diuretisch wirksamen Medikamenten (Lasix) therapiert. Er litt unter einer kardialen Dekompensation und sollte einer Herztransplantation unterzogen werden. Sein Blutruck befand sich während des stationären Aufenthaltes im Bereich 80:50. Er litt unter extremen Schwächezuständen und Dyspnoe (Kurzatmigkeit) aufgrund von Ödemen in der Lunge bzw. im Bereich des ganzen Körpers.
Um die eingelagerte Flüssigkeit auszuleiten, wurden ihm Diuretika verschrieben. Der Therapieerfolg wurde über die Bilanzierung der Wasserein und -ausfuhr kontrolliert.
Zusätzlich wurde das Körpergewicht des Patienten kontrolliert. Nach drei Tagen zeigte sich folgendes Ergebnis: eine Gewichtszunahme von sieben Kilogramm.
Durch die Einnahme der diuretisch wirksamen Medikamente wurde das wenige noch vorhandene Nieren Yang des Patienten zusätzlich reduziert und damit das Gegenteil der erwünschten Wirkung erzielt.

Zweite Anmerkung:
Die blutdrucksenkenden Medikamente verfälschen die Diagnostik. Sowohl der Zungen- als auch der Pulsbefund werden durch die verordneten Arzneien verändert:

Die Zunge wird blasser (weil weniger Hitze besteht) und der Puls langsamer, schwächer und tiefer (entsprechend dem verletzten Yang).
Um Fehler zu vermeiden, sollte eine detaillierte Anamnese erhoben werden.

Dritte Anmerkung:
Als Ergebnis einer Blutdruckmessung werden zwei Werte angegeben: der erste Wert (systolische Wert) und der zweite Wert (diastolische Wert).
Wenn der zweite Wert, mit anderen Worten, der diastolische, im Verhältnis zum ersten zu hoch ist, dann deutet dies aus Sicht der TCM auf eine Leber-Qi-Stagnation hin.
Sobald der Druck und Stress der betroffenen Patienten nachlässt, normalisiert sich ihr Blutdruck wieder.
Oft wird bei diesen Patienten durch ein regelmäßiges Herz-Kreislauftraining eine Normalisierung des Blutdruckes erzielt.

LUMBALGIE

Rückenschmerzen

Ein Mann mit einem drahtigen Körper erbittet eine Behandlung. Er berichtet, Marathonläufer zu sein. Wegen massiver Beschwerden in der Lendenwirbelsäule habe er seit über einem halben Jahr nicht mehr trainieren können und an keinen Wettkämpfen teilgenommen.
Der Patient hat die Figur eines klassischen Marathonläufers. Er ist von grazilem Knochenbau, aber sehnig.
In seinem Gesicht befinden sich Falten in der Region, die dem Magen zugeordnet ist (diese sind ein Hinweis auf einen Magen Yin-Mangel).
Der Patient ist Lehrer und unterrichtet die Gegenstände «Leibesübungen» und Musik. Zusätzlich hat er eine Ausbildung in klassischer Gitarre absolviert.
Er wirkt dem Leben gegenüber positiv eingestellt und ist ein bescheidener Mensch. Natürlich leidet er darunter, seiner Leidenschaft, dem Marathonlauf, nicht mehr nachgehen zu können. Seit längerer Zeit macht er sich Gedanken über ein Karriereende.
Eine Anmerkung für die Marathonläufer unter den Lesern des Buches: seine persönliche Bestleistung liegt bei zwei Stunden und 23 Minuten!
Seine Rückenschmerzen sind im Lendenwirbelsäulenbereich lokalisiert. Manchmal strahlen die Schmerzen in beide Beine (im Verlauf des Gallenmeridians) aus.
Die Schmerzen nehmen durch Bewegung an Intensität zu und durch körperliche Schonung ab.

Zusätzliche Symptome:
Trockene Haut, eine Neigung zu Verstopfung, starkes Durstgefühl, kalte Füße und ein Gefühl der Wärme im Bereich des Oberkörpers. Die mitgebrachten Röntgen- und MR-Befunde geben Anlass zur Hoffnung. Es wurden leichte Bandscheibendegenerationen auf Höhe von L4 und L5, jedoch keine Bandscheibenvorfälle diagnostiziert.

Zunge
Form des Zungenkörpers: schmal, mit einem beginnenden Riss im Bereich der Shao-Yin-Achse.
Farbe des Zungenkörpers: rot.
Zungenbelag: fehlend.

Puls
Oberflächlich (fu), gespannt (xian) und schnell (shuo).

DIAGNOSEN

Nieren-Qi-Mangel
Nieren-Yin-Mangel
Blut-Stagnationen im Unteren Erwärmer

THERAPIE

Chinesische Kräuter
Rdx. Rehmanniae praeparata (Shudihuang) . . . . 8 g
Rhz. Dioscoreae (Shanyao) . . . . 5 g
Fr. Corni (Shanzhuyu) . . . . 6 g
Fr. Lycii (Gouqizi) . . . . 6 g
Rdx. Achyranthis bidentata (Huainiuxi) . . . . 5 g
Sm. Cuscutae (Tusizi) . . . . 4 g
Ctx. Eucommiae (Duzhong) . . . . 5 g

Westliche Kräuter
Rosmarin (Folium Rosmarini) .... 7 g
Klettenwurzel (Rad. Bardanae)............................ 3 g
Zinnkraut (Herba Equiseti) ....10 g

Akupunkturpunkte
Tonisieren (Bu Fa): Bl 23 (Shenshu), Ni 3 (Taixi), Ni 7 (Fuliu), Ni 6 (Zhaohai), Gb 25 (Jingmen), Ma 36 (Zusanli).
Sedieren (Xie Fa): Gb 34 (Yanglingquan), Bl 60 (Kunlun), Bl 40 (Weizhong), Gb 20 (Fengchi), Gb 39 (Xuanzhong).

Zusätzlich soll er sich mit einem Öl, das folgende Pflanzen enthält, die betroffenen Körperregionen einschmieren:

Arnika (Flos Arnicae)
Beinwell (Symphytum officinale)
Johanniskraut (Herba Hyperici)

Für einen Liter Öl sollten zumindest 50 g je Kraut verwendet werden. Die Wirkung des Öls nimmt mit zunehmender Einwirkzeit der Kräuter im Öl zu. Die angeführten Kräuter eignen sich zum Beheben lokaler Qi- und Blut-Stagnationen. Um eine gute Wirkung zu erzielen, sollte das Öl tief in die Muskulatur einmassiert werden.

Die Wirkung der einzelnen Heilkräuter:
Arnika wirkt auf die venösen und arteriellen Blutgefäße, aber auch auf das Bindegewebe und die Muskulatur. Es fördert die Durchblutung, wirkt entzündungshemmend und antiseptisch.
Johanniskraut ist das Hauptmittel (chinesische Ärzte würden sagen «das Kaiserkraut») bei Verletzungen der Nerven. Es wird bei Wunden, Verbrennungen, Nervenquetschungen und Narbenproblemen eingesetzt.
Beinwurz ist das Hauptmittel zur Regeneration diverser Knochen-, Gelenks- und Sehnenerkrankungen.

Zurück zu unserem Patienten:
Glücklicherweise geht es ihm nach der ersten Akupunktursitzung bedeutend besser. Nach drei Akupunkturbehandlungen ist er schmerzfrei.
Um sein Nieren-Yin weiterhin zu stärken, soll er die verschriebenen Kräuter drei Monate lang einnehmen.
(Laut Literatur dauert ein Yin Aufbau sieben Jahre! Um das Yang zu tonisieren werden 3 Jahre veranschlagt; ein Blut-Mangel ist angeblich in drei Monaten zu beheben. Diese drei Monate entsprechen circa der Lebensdauer der Erythrozyten (rote Blutkörperchen), die eine Lebensdauer von 120 Tagen haben).
Geduld ist von Seiten des Patienten, aber auch von Seiten des Arztes gefragt!

Die beschriebene Behandlung hat vor zwei Jahren stattgefunden. In der Zwischenzeit ist der Patient österreichischer Meister im Marathonlauf in seiner Altersklasse und Vater einer lieben, kleinen Tochter geworden.

DIFFERENTIALDIAGNOSEN

1. Nieren-Qi Mangel
2. Nieren-Qi- und -Yang Mangel
3. Feuchte Kälte
4. Feuchte-Hitze
5. Qi- und Blut-Stagnation

1. LUMBALGIE (Rückenschmerzen) auf Grund eines Nieren-Qi Mangels

siehe oben

2. LUMBALGIE auf Grund eines Nieren-Qi- und -Yang-Mangels

Hauptsymptome
Chronische Rückenschmerzen mit Besserung durch Bewegung, Schwäche im Lendenwirbelsäulenbereich; Kältegefühl im Bereich von Rücken, Knie und Füßen; Neigung zu Bandscheibenvorfällen, Kraftlosigkeit der Beine, Schwäche des Bindegewebes, wenig Muskelspannung, Antriebslosigkeit, Müdigkeit; Besserung durch Wärmeanwendungen, Massagen und Moxibustionstherapie; heller Urin, nächtliches Wasserlassen, wenig Libido.

Zunge
Zungenkörper: blass.
Zungenbelag: weiß und feucht.

Puls
tief (chen) und langsam (chi).

THERAPIE

Chinesische Kräuter
YOU GUI TANG
Rdx. Rehmanniae praeparata (Shudihuang) . . . . 9 g
Rdx. Aconiti praeparata (Fuzi) . . . . 1 g
Ctx. Cinnamomi (Rougui) . . . . 3 g
Fr. Corni (Shanzhuyu) . . . . 6 g
Fr. Lycii (Gouqizi) . . . . 6 g
Rhz. Dioscoreae (Shanyao) . . . . 6 g
Ctx. Eucommiae (Duzhong) . . . . 6 g
Rdx. Angelicae sinensis (Danggui) . . . . 6 g
Sm. Cuscutae (Tusizi) . . . . 3 g
Colla Cornu Cervi (Lujiaojiao) . . . . 5 g

Westliche Kräuter

Zimtrinde (Cortex Cinnamomi) .... 3 g
Bockshornkleesamen (Semen Foenugraeci) .... 8 g
Angelikawurzel (Radix Angelicae) .... 5 g
Nelken (Flos Caryophylli) .... 2 g
Süßholz (Radix Glycyrrhizae) .... 5 g

Man kann bei einem Nieren-Yang-Mangel auch einen Rosmarinwein zubereiten. Dieser wird folgendermaßen hergestellt:
In einen Liter Rotwein werden mindestens 50 g Rosmarin gegeben. Dieser sollte eine Woche im Rotwein bleiben und nach Ablauf dieser Zeit entfernt werden. Danach werden täglich 1 – 3 kleine Schnapsgläser, über den Tag verteilt, eingenommen.

Akupunkturpunkte

Tonisieren (Bu Fa): Bl 23 (Shenshu), Gb 25 (Jingmen), Du Mai 4 (Mingmen), Ni 3 (Taixi), Ma 36 (Zusanli), Du Mai 20 (Baihui), Bl 52 (Zhishi).
Moxibustion: Ren 4 (Guanyuan), Ren 6 (Qihai), Bl 40 (Weizhong).
Sedieren (Xie Fa): Gb 34 (Yanglingquan).

3. LUMBALGIE
auf Grund einer Feuchten Kälte

Hauptsymptome
Rückenschmerzen in Kombination mit einem Gefühl der Trägheit, Verschlimmerung der Beschwerden am Vormittag bzw. nach dem Aufstehen, Besserung durch Bewegung und Wärme, keine Besserung in Ruhelage, oft verschlimmern sich die Symptome bei Wetterveränderungen; reichlich heller, manchmal leicht trüber Urin.

Zunge
Zungenkörper: blass.
Zungenbelag: weiß und feucht.

Puls
langsam (chi) und gleitend (hua).

THERAPIE

Chinesische Kräuter
Rhz. Atractylodis Lancae (Cangzhu) ....6 g
Rhz. Zingiberis Recens (Shengjiang).......................2 g
Rdx. Glycyrrhizae praeparata (Zhigancao) ....3 g
Poria Cocos (Fuling) ....5 g
Rdx. Achyranthis bidentata (Huainiuxi)...................4 g
Ctx. Eucommiae (Duzhong) ....8 g
Rdx. Dipsaci (Xuduan) ....7 g

Westliche Kräuter
Frischer Ingwer (Rhz. Zingiberis Officinalis) ....2 g
Walnussblätter (Folium Juglandis) ....5 g
Wacholderbeeren (Fructus Juniperi)........................5 g
Arnika (Radix Arnicae) ....3 g
Süßholz (Radix Glycyrrhizae) ....3 g

Akupunkturpunkte
Tonisieren (Bu Fa): Gb 20 (Fengchi), Mi 9 (Yinlingquan), Bl 20 (Pishu).
Moxibustion: Bl 23 (Shenshu), Bl 32 (Ciliao), Bl 40 (Weizhong), Du Mai 3 (Yaoyangguan).

4. LUMBALGIE
auf Grund einer Feuchte-Hitze

Hauptsymptome
Entzündungen der Gelenke mit Schwellungen und Rötungen, Durstgefühl, Fieber am späten Nachmittag und in der Nacht, der Urin ist gelb und übelriechend, der Stuhl ist ebenfalls übelriechend, Bewegungen verschlimmern den Zustand des Patienten. Diese Form entspricht entzündlichen, rheumatischen Prozessen.

Zunge
Zungenkörper: rot.
Zungenbelag: gelb und feucht.

Puls
gleitend (hua), schnell (shuo) und voll (shi).

THERAPIE

Chinesische Kräuter
Rhz. Atractylodis Lancae (Cangzhu) . . . . 8 g
Ctx. Phellodendri (Huangbai) . . . . 3 g
Rdx. Achyranthis bidentata (Huainiuxi) . . . . 3 g
Sm. Plantaginis (Cheqianzi) . . . . 5 g
Rdx. Dipsaci (Xuduan) . . . . 5 g

Westliche Kräuter
Brennessel (Herba Urticae) . . . . 5 g
Löwenzahnwurzel (Radix Taraxaci) . . . . 3 g
Weidenrinde (Cortex Salicis) . . . . 4 g
Birkenblätter (Folium Betulae) . . . . 5 g
Faulbaumrinde (Cortex Frangulae) . . . . 2 g

Es kann auch ausschließlich afrikanische Teufelskralle verwendet werden. Eine Schwedenbitter-Tinktur ist bei Rückenschmerzen aus Feuchter Hitze ebenfalls geeignet ist, und zwar sowohl die innere als auch äußere Anwendung.

Akupunkturpunkte
Sedieren (Xie Fa): Gb 34 (Yanglingquan), Gb 41 (Zulinqi), Le 3 (Taichong), Mi 6 (Sanyinjiao), Di 11 (Quchi), Di 4 (Hegu), Mi 10 (Xuehai).

5. LUMBALGIE
auf Grund einer Qi- und Blut-Stagnation

Hauptsymptome

Lokaler, stechender Schmerz mit Verschlimmerung der Beschwerden durch Druck und Massagen; Schwellungen, Narbenbildung. Oft entspricht eine Qi- und Blut-Stagnation einem akuten Zustand nach einer Verletzung.

Ursachen für eine Qi- und Blut-Stagnation:

- Prellungen, Verstauchungen, Unfälle usw.
- Feuchte Kälte und Feuchte-Hitze, die die Qi- und Blutzirkulation verlangsamt, und so zu einer Qi- und Blut-Stagnation führen.
- Schwäche des Nieren-Qi, -Yin und -Yang, die ebenfalls zu einer Zirkulationsverlangsamung von Qi und Blut führen.

Zunge

Zungenkörper: zyanotisch, möglicherweise mit großen Papillen.
Zungenbelag: keine charakteristischen Veränderungen.

Puls

gespannt (xian) bei Qi-Stagnation und rau (se) bei Blut-Stagnation.

THERAPIE

Chinesische Kräuter

SHEN TONG ZHU YU TANG

Rdx. Angelicae sinensis (Danggui)........................9 g
Rhz. Ligustici (Chuanxiong)..............................5 g
Sm. Persicae (Taoren)....................................8 g
Flos Carthami (Honghua)..................................8 g
Myrrha (Moyao)...2 g
Excrementum Trogopteri (Wulingzhi).......................5 g
Rdx. Gentianae (Qinjiao).................................3 g
Rdx. Glyzyrrhizae (Gancao)...............................2 g
Rhz. Notopterygii (Qianghuo).............................3 g
Rhz. Cyperi (Xiangfu)....................................3 g

Westliche Kräuter

Arnika (Rdx. Arnikae)....................................5 g
Rote Pfingstrosenwurzel (Radix Paeonia rubra)............8 g
Rosmarin (Folium Rosmarini)..............................5 g
Schafgarbe (Herba Millefolii)............................2 g
Johanniskraut (Herba Hyperici)...........................3 g

Akupunkturpunkte

Schröpfen: Bl 40 (Weizhong), Bl 17 (Geshu), Bl 32 (Ciliao).
Sedieren (Xie Fa): Dü 3 (Houxi), Gb 20 (Fengchi), Gb 34 (Yanglingquan), Bl 40 (Weizhong).

MULTIPLE SKLEROSE

Eine junge Frau aus Oberösterreich hat durch Bekannte einen Termin vereinbaren lassen. Diese berichten bereits am Telefon vom schlechten Zustand der Patientin.
Bei der Frau handelt es sich um eine 33 Jahre alte Kindergärtnerin. Sie ist mit einem Mann aus dem Irak verheiratet und lebt seit mehreren Jahren in Wien, obwohl sie am Land aufgewachsen ist. Neben ihrer Tätigkeit im Kindergarten nimmt sie an einer pädagogischen Ausbildung teil.
Bei der ersten Konsultation berichtet sie von ihrer MS-Erkrankung. Vor allem seien die Augen betroffen. Lediglich ein Zehntel der Sehkraft stehe ihr zum Zeitpunkt des Erstkontaktes zur Verfügung. Ihre schulmedizinische Betreuung mit diesem schweren Krankheitsbild ist, wie sich herausstellt, unzureichend. Für einen schulmedizinischen Arzt müssen für die Diagnose MS, auch genannt Encephalitis disseminata, drei Kriterien erfüllt sein:

1. Die klinischen Symptome der MS Erkrankung,
2. Ein auffälliges, charakteristisches MR-Bild des Gehirns bzw. des Rückenmarkes,
3. Ein auffälliger Befund bei der Liquorpunktion.

Bei der Patientin wurde ein MR durchgeführt, sonstige Untersuchungen, wie spezifische Augenuntersuchungen (VEP), neurologische Tests usw. waren noch ausständig. Deswegen habe ich ihr eine MS-Spezialistin empfohlen.

Diese hat ihr schulmedizinische Medikamente verschrieben.
Die Patientin berichtet von folgenden Symptomen:
Vor 2 Jahren seien die Beschwerden zum ersten Mal aufgetreten und haben seit damals an Intensität zugenommen.
Es bestehe ein massives Erschöpfungsgefühl sowie Schweregefühl des Körpers. Sie leide regelmäßig unter einem Gefühl der Benommenheit. Konzentrationsprobleme machen ihr zu schaffen.
Vor wenigen Wochen seien Augenbeschwerden aufgetreten (diese sind für zahlreiche MS-Patienten eine typische Erstmanifestation).
Bei genauer Befragung gibt die Dame an, verschwommen zu sehen, teilweise bestehen Doppelbilder. Sie hat keinen Auslöser für ihre Beschwerden feststellen können. Diese haben sich langsam und einschleichend im Frühjahr entwickelt.
Neben der beschriebenen Augenproblematik sind keine neurologischen Auffälligkeiten zu finden.

Zunge
Form des Zungenkörpers: breit und geschwollen, zur Zungenwurzel hin schmäler werdend, mit einem beginnenden Riss im Bereich der Shao-Yin Achse (in der Zungenmitte).
Farbe des Zungenkörpers: zartrosa.
Zungenbelag: dünn, weiß.

Puls
dünn (xi) und gespannt (xian).

DIAGNOSE

Milz-Qi- und -Yang-Mangel
Feuchtigkeits- und Schleimretention, speziell im Bereich des oberen Erwärmers
Nieren-Qi-Mangel

1. Anmerkung:
(über den dünnen (xi) Puls):
Der dünne Puls (xi Mai) kann in diesem Fall einerseits auf eine massive Schwächung des Qi und des Blutes hinweisen, andererseits wird der Puls durch die vorhandene Feuchtigkeit und Schleim dünn (xi).

2. Anmerkung
(über die Jahreszeiten aus Sicht der TCM):
In der chinesischen Medizin werden vier Jahreszeiten beschrieben. Das Frühjahr wird dem Holzelement zugeordnet, der Sommer dem Feuerelement, der Herbst dem Metallelement und der Winter dem Wasserelement. Korrekt ausgedrückt sollte statt «Element» das Wort «Wandlungsphase» verwendet werden. Fälschlicherweise hat sich der Begriff «Element» im deutschsprachigen Raum durchgesetzt.
Jede dieser vier Jahreszeiten dauert 72 Tage.
Zusätzlich beschreibt die chinesische Medizin eine fünfte Jahreszeit, die Zeit der Übergangsphasen. Diese ist dem Erdelement zugeordnet. Am bekanntesten ist die Übergangsphase zur Zeit des Spätsommer, also zwischen Sommer und Herbst. Doch zwischen jeder der vier Jahreszeiten existieren weitere Zeiten des Überganges. Jede dieser Übergangsphasen ist 18 Tage lang. In diesen 18 Tagen ist der menschliche Körper massiven Veränderungen unterworfen.
Als Beispiel möchte ich die Übergangsphase zwischen Winter und Frühjahr beschreiben: Diese Zeit ist optimal geeignet, um Feuchtigkeit oder sogar Schleim aus dem Körper zu leiten. Die Feuchtigkeit, die sich im Winter entwickelt hat, beginnt in der ersten Übergangsphase, unterstützt durch den nun stärker werdenden Yang-Aspekt der Natur, in Bewegung zu kommen. Im Idealfall wird die im Körper befindliche Feuchtigkeit nun ausgeschieden. Ist dies nicht der Fall, treten Symptome wie zum Beispiel: Heuschnupfen und rheumatische Beschwerden auf. Die Ursache dieser Krankheitsbilder liegt lange Zeit zurück!

Um diesen Beschwerden vorzubeugen, nützen Chinesen die Zeit der ersten Übergangsphase, um die Feuchtigkeit aus dem Körper auszuleiten. Es werden Getreidekuren durchgeführt, Kräutertees eingenommen, Fastenkuren und Bewegungsprogramme durchgeführt, etc.

3. Anmerkung:
(über Multiple Sklerose aus Sicht der TCM):

Natürlich existiert der Begriff der Multiple Sklerose in der klassischen Literatur der traditionellen chinesischen Medizin, die seit Jahrhunderten existiert, nicht. Dennoch kann durch die verschiedenen Diagnosemethoden eines chinesischen Arztes (Betrachten, Befühlen, Riechen und Befragen) eine differenzierte Diagnose über den Zustand des Patienten gestellt werden. Diese Diagnose ermöglicht eine Therapie innerhalb der Norm der traditionellen chinesischen Medizin.
Eine Beschreibung der MS in den meisten klassischen Werken:
MS gehört zu den Wei-Syndromen der TCM. Dies bedeutet, dass die subtilen Kanäle, durch die Qi und Blut zirkulieren sollen, durch Feuchtigkeit und Schleim verlegt sind. Dies führt dazu, dass der Körper nicht mehr mit ausreichend Blut und speziell Qi, versorgt werden kann.
Zu Beginn bestehen meist eine Milz Qi- und -Yang-Schwäche, die zu einer Feuchtigkeitsstagnation führen. Symptome in dieser Phase sind: ein Schwere- und Taubheitsgefühl, Parästhesien (Kribbelgefühl) der Beine sowie ein Schwindelgefühl.
Im Laufe der Zeit entwickelt sich meist ein Leber- und Nieren-Yin-Mangel mit folgenden Symptomen: verschwommenes Sehen, Drehschwindel, Schwäche der Beine, Blasenfunktionsstörungen.
Ein sich entwickelnder Nieren-Yin-Mangel kann zu einem aufsteigenden Leber-Yang führen. Dabei treten folgende Symptome auf: Steifheit der Beine, verstärkter Schwindel, Brechreiz, Erbrechen sowie Krampfneigung.
Bei einer chronischen MS-Symptomatik besteht ein Nieren-Yin-Mangel in Kombination mit innerem Wind sowie einer Blut-

Stagnation. In dieser Phase leidet die Mehrzahl der Patienten unter Spasmen (Krämpfen). Sie sind nicht mehr gehfähig und haben massive neurologische Ausfallserscheinungen.
Aus Sicht der Schulmedizin, die die Diagnose «MS» seit wenigen Jahrzehnten stellen kann, gibt es verschiedene Verlaufsformen dieser Erkrankung. Sie kann schubförmig auftreten, wobei die Erholung nach jedem einzelnen Schub vollständig oder leider nur teilweise sein kann, oder chronisch progrädient verlaufen kann. Eine zuverlässige Prognose über den Verlauf dieser Erkrankung kann man nicht stellen.
Von Claude Diolosa stammt eine weitere Erklärung der MS-Problematik: Er geht davon aus, dass der MS-Erkrankung eine Schwäche des «Po» zugrunde liegt. Mit «Po» wird eine psychische Komponente der TCM bezeichnet. Claude Diolosa beschreibt, dass bei Menschen, die unter MS leiden, die «Po»-Funktion zu schwach ausgeprägt ist.
Was bedeutet dies nun ?
«Po» hat laut TCM-Literatur folgende Aufgaben: «Po» ist eine psychische Komponente, die der Wandlungsphase Metall zugeordnet wird. «Po» hat die Aufgabe, die Funktionen unseres Körpers aufrechtzuerhalten und uns vor Unfällen zu bewahren.
Wenn wir auf die Welt kommen, werden durch «Po» die alltäglichen Funktionen und Reflexe des Körpers aufrecht gehalten.
Ohne «Po» würden wir nie zu atmen anfangen, wir würden nie schreien, wir würden nie Nahrungsmittel aufnehmen usw.
«Po» kontrolliert unsere lebensbewahrenden Reflexe. So ist es z.B. das «Po», das eine Hand von einer heißen Herdplatte zurückziehen lässt. «Po» schützt uns vor Unfällen mit dem Fahrrad etc.
Wenn das «Po» schwach ausgeprägt ist, funktionieren die lebenserhaltenden Reflexe und Bewegungen weniger flüssig.
Oft sind Menschen mit einer «Po»-Schwäche extrem liebevolle Menschen. Sie sind hilfsbereit, großzügig, freundlich und geben förmlich ihr letztes Hemd.
Doch diese Großzügigkeit kann Ausdruck einer verborgenen Hilflosigkeit sein. Es ist wie ein Selbstmord auf Raten. Nach dem Motto: «Es ist egal was mit mir passiert, ich kümmere mich nur um Andere.»

Das andere Extrem sind Menschen mit einem stark ausgeprägten «Po». Diese sind egozentrisch.
Ihr eigenes Wohlergehen steht für sie im Vordergrund. Sie sind extrem absichernd und berechnend.
Dies sei an Hand eines Beispieles verdeutlicht:
Ein Blick in die Speisekammer gibt Hinweise auf die Qualität der «Po»-Funktion des Besitzers.
Die Speisekammer von Menschen mit einem stark ausgeprägten «Po» ist stets gut sortiert und vollgefüllt.
Menschen mit einem schwach ausgeprägten «Po» haben oft leere Speisekammern.
Die Qualität des «Po» ist bei sterbenden Menschen von Bedeutung: Menschen mit stark ausgeprägtem «Po» fällt es nicht leicht zu sterben. Es fällt ihnen schwer, loszulassen. Anders ist dies bei Menschen mit einem schwach ausgeprägtem «Po». Die alte chinesische Literatur beschreibt, dass diese Menschen «gesund sterben». Sie sterben plötzlich (auch oft durch Unfälle).
Natürlich kann nicht gesagt werden, dass alle Menschen, die eine MS entwickeln, eine «Po»-Schwäche haben. Doch es zahlt sich auf jeden Fall aus, diesen Aspekt regelmäßig zu hinterfragen.
Um die Funktion des «Po» zu stärken, gibt es verschiedene Möglichkeiten:
Entscheidend für Menschen mit einer «Po»-Schwäche ist es, eine Aufgabe bzw. eine Berufung zu haben. Ein Ziel im Leben zu haben ist für sie essentiell. Dieses Ziel kann für jeden Menschen anders definiert sein. Wichtig ist lediglich, dass ein Ziel vorhanden ist. Dieses Ziel ist für jeden Menschen anders definiert: die Kinder groß zu ziehen, einen Garten zu pflegen, einen Tempel zu errichten, ein Buch zu schreiben, einen Ort zu besichtigen, etc.
Weitere Möglichkeiten, um das «Po» zu stärken, sind:
Regelmäßiger Körperkontakt mit Tieren oder Menschen, Aufenthalt in der Natur und sportliche Betätigung.
(Die oben beschriebene MS-Patientin hat glücklicherweise gerade eine neue Ausbildung begonnen. Bei der Empfehlung, sich in der Natur aufzuhalten, bekommt sie große strahlende Augen, da ihr Berge und Seen in letzter Zeit abgegangen sind.)
Der Akupunkturpunkt, der das «Po» beeinflusst ist der Punkt Lu

8 (Jingqu). Die «Po»-Funktion kann gestärkt werden, indem der Punkt Lu 8 tonisierend genadelt wird.

THERAPIE

Chinesische Kräuter

Rdx. Astragali (Huangqi)	12 g
Bulbus Lilii (Baihe)	8 g
Fr. Schisandrae (Wuweizi)	3 g
Rdx. Scrophulariae (Xuanshen)	4 g
Fr. Trichosanthis (Tianhuafen)	5 g
Fr. Aurantii immaturus (Zhishi)	7 g
Rhz. Notopterygii (Qianghuo)	8 g
Lumbricus (Dilong)	3 g
Rdx. Puerariae (Gegen)	3 g
Rdx. Polygoni Multiflori (Heshouwu)	5 g
Ctx. Eucommiae (Duzhong)	5 g

Westliche Kräuter

Kirschstengel (Stipite Cerasi acidi)	5 g
Petersilienblätter (Herba Petroselini)	7 g
Liebstöckel (Rdx. Levistici)	5 g
Rosmarin (Folium Rosmarini)	5 g
Eisenkraut (Herba Verbenae)	5 g

Akupunktur

Tonisieren (Bu Fa): Lu 8 (Jingqu), Ni 3 (Taixi), Ni 6 (Zhaohai), Du Mai 3 (Yaoyangguan), Du Mai 4 (Mingmen), Du Mai 14 (Dazhui), Du Mai 20 (Baihui), SJ 5 (Waiguan), Di 11 (Quchi), Mi 6 (Sanyinjiao), Mi 10 (Xuehai).

Die Therapie wird sicherlich mehrere Monate in Anspruch nehmen.
Durch Akupunktur, Aufenthalte in der Natur, etc. wird die «Po»-Funktion unterstützt.

Zusätzlich wird durch die verabreichten chinesischen Kräuter die Schleimstagnation, die sich bei dieser Patientin speziell im Oberen Erwärmer befindet, ausgeleitet.
Bei jedem MS-Patienten ist es wichtig, das Nieren-Qi zu tonisieren. Die junge Dame war erst zweimal bei mir. Wie sich ihr Gesundheitszustand entwickeln wird, lässt sich zum jetztigen Zeitpunkt nicht abschätzen. Ich kann ihr nur alles Gute wünschen. Falls sie jemals dieses Buch lesen sollte, wird, wenn sie die Zeilen liest, sicher schon viel Zeit vergangen sein. Ich hoffe, dass es ihr dann gut gehen wird. Alles Liebe und Gute !

DIFFERENTIALDIAGNOSEN

1. Milz-Qi- und -Yang-Mangel in Kombination mit einer Feuchtigkeits- und Schleimstagnation
2. Leber- und Nieren-Yin-Mangel

1. MULTIPLE SKLEROSE auf Grund eines Milz-Qi- und -Yang-Mangels in Kombination mit einer Feuchtigkeits- und Schleimstagnation

Hauptsymptome
Taubheitsgefühl, Parästhesien, Kältegefühl, Erschöpfungszustände, Müdigkeit und Schweregefühl des Körpers, Schwäche des Bindegewebes, Völlegefühl im Bereich des Bauches, Verbesserung der Symptome durch Wärme und Druck, Ödeme der Extremitäten, reichlich klarer Urin.

Zunge
Zungenkörper: geschwollen und blass.
Zungenbelag: feuchter weißlicher Belag.

Puls
leer (xu) und gleitend (hua).

THERAPIE

Chinesische Kräuter
LI ZHONG WAN
Rhz. Zingiberis Recens (Shengjiang) . . . . 6 g
Rdx. Ginseng (Renshen) . . . . 6 g
Rhz. Atractylodis Macrocephalae (Baizhu) . . . . 9 g
Rdx. Glycyrrhizae (Gancao) . . . . 6 g

Westliche Kräuter
Frauenmantel (Herba Alchemillae) . . . . 5 g
Rosmarin (Folium Rosmarini) . . . . 3 g
Kümmel (Carum carvi) . . . . 3 g
Kardamom (Fructus Cardamomi) . . . . 3 g
Mandarinenschalen (Pericarpium Citri ret.) . . . . 8 g
Eisenkraut (Herba Verbenae) . . . . 5 g

Akupunkturpunkte

Tonisieren (Bu Fa) oder Moxibustion: Ma 28 (Shuidao), Ren 9 (Shuifen), Bl 22 (Sanjiaoshu), Mi 9 (Yinlingquan), Du Mai 4 (Mingmen), Ni 7 (Fuliu).

2. MULTIPLE SKLEROSE
auf Grund eines Leber- und Nieren-Yin-Mangels

Hauptsymptome
verschwommenes Sehen, Schwäche der Beine, Rückenschmerzen, Schwindelgefühl, Vergesslichkeit, Störungen der Blasenfunktion, Hitzegefühl im Bereich der «Fünf Herzen» (Thorax, Handinnenflächen und Fußsohlen), Hitzeunverträglichkeit, subfebrile Temperatur, Nachtschweiß, trockene Mund -und Rachenschleimhäute, Verstopfung, Tinnitus (Ohrensausen), Schwerhörigkeit, psychische Unruhezustände und Rastlosigkeit, erotische Träume, Angstzustände, Durstgefühl, wenig dunkler Urin.

Zunge
Zungenkörper: rot, dünn, eventuell rissig.
Zungenbelag: kaum vorhanden, eventuell fehlend.

Puls
dünn (xi) und schnell (shuo) und oberflächlich (fu).

THERAPIE

Chinesische Kräuter
LIU WEI DI HUANG WAN
Rdx. Rehmanniae praeparata (Shudihuang) .... 12 g
Fr. Corni (Shanzhuyu) .... 6 g
Rhz. Dioscoreae (Shanyao) .... 6 g
Poria Cocos (Fuling) .... 6 g
Ctx. Moutan (Mudanpi) .... 6 g
Rhz. Alismatis (Zexie) .... 6 g

Westliche Kräuter
Ockergelber Hohlzahn (Herba Galeopsis) . . . . 8 g
Ackerschachtelhalm (Herba Equiseti) . . . . 8 g
Vogelknöterich (Herba Polygoni aviculare) . . . . 7 g
Isländisches Moos (Lichen Islandicus) . . . . 3 g
Lungenkraut (Herba Pulmunariae) . . . . 5 g
Mariendistelsamen (Fructus Cardui mariae) . . . . 7 g

Akupunkturpunkte
Moxibustion kontraindiziert!
Tonisieren (Bu Fa): Bl 23 (Shenshu), Ni 3 (Taixi), Ni 7 (Fuliu), Ni 6 (Zhaohai), Ren 4 (Guanyuan).
Neutral: He 6 (Yinxi).
Sedieren (Xie Fa): He 7 (Shenmen), Gb 20 (Fengchi), Le 3 (Taichong).

NEURODERMITIS

Bei dem Patienten handelt es sich um einen cirka 35 Jahre alten Mann. Er besitzt eine eher zarte Physiognomie. Auffallend ist eine Blässe im Bereich des Gesichtes mit einer angedeuteten Rötung im Bereich der Wangenknochen.
Sein Hauptproblem, eine Neurodermitiserkrankung, besteht seit vielen Jahren. Die hauptsächlich betroffenen Körperregionen sind die Ellbogenbereiche sowie die Rückenregion. Auffallend ist, dass der untere Teil des Körpers vollkommen frei von Hautproblemen ist. Auf die Frage, wann die Beschwerden am stärksten sind, fängt der Patient von seiner beruflichen Belastung zu erzählen an. Er sei Chefredakteur eines monatlich erscheinenden Magazins. Regelmäßig, am Ende des Monats, verbringe er 2 bis 3 Tage und Nächte durchgehend in der Redaktion, schlafe fast nichts und pusche sich regelmäßig mit Kaffee. Zu dieser Zeit verschlechtere sich die Haut regelmäßig. Der Juckreiz, so berichtet er, sei «abends und in der Nacht» am stärksten.

Die Diagnose Neurodermitis aufgrund eines Blut-Mangels mit Hitze in der Blutschicht beginnt sich herauszukristallisieren. Dazu passt, dass sich die Symptome bei Überanstrengung und Schlafmangel verstärken. Auch die massive Blässe des Patienten ist ein deutliches Indiz. Auf die Frage, welche Therapien er bis jetzt durchgeführt habe, und welche ihm am meisten geholfen hat, berichtet er folgendes:
Vor zwei Jahren habe er sich intensiv mit makrobiotischer Ernährung auseinandergesetzt und sich mehr oder weniger streng

an deren Richtlinien gehalten, d.h. er hat zu dieser Zeit viel Getreide gegessen, viele Algen, relativ viel Salz verwendet und als Eiweißquelle Sojaprodukte und Hülsenfrüchte eingenommen. Gänzlich verzichtet habe er damals auf Milchprodukte, Fleisch, Weizen usw.

Interessant aus Sicht der TCM: er berichte, dass ihm diese Ernährungsweise in den ersten beiden Monaten wirklich eine Verbesserung der Hautsymptomatik beschert habe. Doch danach – und das wundere ihn noch heute – habe sich sein Zustandsbild zusehends verschlechtert. Seine Haut sei schlechter als jemals zuvor geworden. Aus Sicht der TCM ist dies kein Wunder: Makrobiotische Ernährung ist in seinen Grundzügen bitter-kalt und gut für Menschen mit einer Feuchte-Hitze-Konstitution bzw. Schleimkonstitution; diese Ernährungsweise ist jedoch für Menschen, die unter einem Nieren-Yang-Mangel bzw. Blut-Mangel leiden, ungeeignet.

Menschen mit diesen Beschwerden werden durch eine Makrobiotische Ernährung geschwächt. So war es auch bei unserem Patienten.

Zu Beginn hat ihm die makrobiotische Ernährung geholfen, die Hitze aus der Blutschicht auszuleiten. Deswegen wurde der Juckreiz besser und das Hauterscheinungsbild kurzfristig besser. Doch allmählich haben die bitter-kalten Nahrungsmittel das Yang Qi und Blut des Körper vermindert. Die Folge war eine Verstärkung der Hautproblematik.

Der junge Mann arbeitet nahezu ohne Ruhephasen. Zum Zeitpunkt des ersten Termines wird seine Redaktion gerade umgesiedelt. Zwei Wochen zuvor ist er Vater eines kleinen Mädchens geworden. An Schlaf sei unter den gegebenen Umständen kaum zu denken. Dementsprechend sind seine Symptome stärker geworden.

Wenn der Juckreiz besonders massiv wird, nimmt er ein heißes Bad. Dieses bringe ihm eine kurzfristige Minderung des Juckreizes.

Aus Sicht der TCM kann dies folgendermaßen interpretiert werden: Durch die Hitze des heißen Wassers wird die Hitze, die sich bei ihm in der Haut befindet, nach außen geleitet. Dadurch verschwindet der Juckreiz kurzfristig. Leider wird sein Körper durch diese Art der Therapie längerfristig geschwächt, d.h. längerfristig führt dies zu einer Verschlechterung der Neurodermitis.
Ähnlich ergeht es Patienten mit einer kalten Konstitution, also einem Yang-Mangel, bei ausgiebigen Saunabesuchen:
Die heiße Luft der Sauna ist für diese Menschen kurzfristig angenehm, doch wird die eigene Körperwärme in einer Sauna nach außen geleitet. Dies führt dazu, dass am darauf folgenden Tag zusätzliche Wollpullover angezogen werden müssen, um den Temperaturverlust auszugleichen.
Mit anderen Worten: Der Besuch einer Sauna ist gut für Menschen, die eine heiße Konstitution haben, d.h. die einen roten Kopf haben, viel schwitzen, eher laut und aggressiv sind, etc.
Menschen mit einer kalten Konstitution («blassen Rohkostessern, die ständig frieren») ist der Besuch einer Sauna abzuraten. Für sie ist eine Biosauna mit 50 bis 60 Grad empfehlenswert.

Zunge
Zungenkörper: zart, blass mit roten Papillen, die über den ganzen Zungenkörper verteilt sind.
Zungenbelag: dünn, trocken.

Puls
Allgemein: schnell (shuo), dünn (xi), leer (xu), gespannt (xian), rau (se).
Im Bereich von Herz und Lunge: oberflächlich (fu).

DIAGNOSEN

Nieren-Yin-Mangel
Leber-Blut-Mangel
Hitze in der Blutschicht

THERAPIE

Chinesische Kräuter

Rdx. Paeoniae alba (Baishao) ....8 g
Hb. Epimedii (Yinyanghuo) ....5 g
Periostracum Cicadae (Chantui) ....5 g
Rdx. Glycyrrhizae (Gancao)...............................2 g
Ctx. Phellodendri (Huangbai)............................2 g
Hb. Taraxaci (Pugongying) ....3 g
Rdx. Polygoni multiflori (Heshouwu) ....8 g
Rdx. Rehmanniae viride (Shengdihuang) ....8 g
Rdx. Astragalus (Huangqi)................................3 g
Rdx. Salviae Miltiorrhizae (Danshen) ....2 g
Rdx. Angelicae sinensis (Danggui)........................4 g

Westliche Kräuter

Erdrauch (Herba Fumaria) ....8 g
Stiefmütterchen (Herba Violae tricolores)................7 g
Mariendistelsamen (Fructus Cardui mariae) ....5 g
Brennessel (Herba Urticae)...............................5 g

Akupunkturpunkte

Tonisieren (Bu Fa): Ni 3 (Taixi).
Neutral: Mi 10 (Xuehai).
Sedieren (Xie Fa): Di 11 (Quchi), Gb 34 (Yanglingquan), He 7 (Shenmen), Bl 40 (Weizhong).

Zusätzlich wird ihm die äußere Anwendung von Leinsamenöl oder Sesamöl empfohlen. Diese Öle sind gut geeignet für Menschen mit einer trockenen Haut, da beide Öle die Haut nähren, ohne die Hautoberfläche zu blockieren.
Viele Cremen und Salben, die normalerweise bei Neurodermitis und Psoriasis zur Anwendung kommen, bringen keine Verbesserung. Durch die Anwendung derartiger Produkte wird die Haut in manchen Fällen trockener und brüchiger.
Dies lässt sich folgendermaßen erklären: In der Chinesischen Medizin geht man davon aus, dass sich unter der Haut eine soge-

nannte «Nährschicht» (chinesisch «Cou Li») befindet. Diese hat die Aufgabe, die Haut zu versorgen.
Bei Menschen, die unter Neurodermitis und Psoriasis leiden, ist diese Schichte nicht gut durchgängig, da sich bei ihnen in diesem Bereich der Haut eine «Schleimstagnation» befindet.
Nährstoffe können diese Schleimschicht kaum durchdringen. Dies hat zur Folge, dass die Haut außen trocken wirkt, obwohl im Inneren eine Feuchtigkeitsproblematik vorliegt.
Wird nun eine Feuchtigkeitscreme auf die Haut aufgetragen, behindert dies zusätzlich die Zirkulation im Bereich der Haut. Die Problematik nimmt zu, mit der Konsequenz, dass die Haut trockener wird und der Juckreiz an Intensität zunimmt.
Leinsamen- und Sesamöl bewirken eine Ernährung der Haut, ohne diese zu «ersticken».
In den nächsten Monaten kommt der Patient regelmäßig zur Kontrolle. Sein Zustand verbessert sich zunehmend, doch bisher sind die Symptome nicht zur Gänze verschwunden.
Seine beruflichen Belastungen sind zur Zeit noch zu stark.

DIFFERENTIALDIAGNOSEN

Die chinesische Bezeichnung für Neurodermitis lautet «Si Wan Feng». Wörtlich übersetzt bedeutet dies «Vier Gelenke Wind» – ein Wind in den vier Gelenken.
Die Traditionelle Chinesische Medizin erklärt die Ethiologie folgendermaßen: In einer Schichte zwischen Haut und Muskulatur befindet sich eine Nährschicht. Deren Aufgabe ist es, die Haut mit Nährstoffen zu versorgen. Wenn sich nun in dieser Schicht Schleimansammlungen befinden, kann die Haut nicht mehr optimal versorgt werden. Als Grundübel für diese Situation kann primär eine Milz-Qi-Schwäche mit daraus resultierender Feuchtigkeit angesehen werden.
Wenn nun Menschen den äußeren Faktoren: Wind, Feuchtigkeit und Hitze ausgesetzt sind, akkumulieren die aufgelisteten Faktoren unter der Haut und führen zu einer Dermatitis (Entzündung der Haut).

Faktoren, die zusätzlich zu einer Verschlechterung der Hautproblematik führen, sind: Säftemangel, Blut-Mangel und eine Invasion äußerer Wind-Trockenheit.
In diesem Zusammenhang ist erwähnenswert, dass jegliche Hautproblematik auf eine Schwäche des Wei Qi's zurückzuführen ist.
Dies hat dazu geführt, dass ein berühmter Dermatologe in Chengdu (Sechuan-Provinz/China), bei dem ich zwei Wochen studieren durfte, in jede seiner Rezepturen die Wurzel: Radix Astragalus (Huangqi) beigefügt hat.
Dies bei so unterschiedlichen Hautproblemen wie: Akne vulgaris, Neurodermitis, Erythema migrans, Lupus erythematodes, Herpes zoster, usw.
Grob wird das Krankheitsbild, das in unseren Breiten Neurodermitis genannt wird, in der Chinesische Medizin in drei Stufen gegliedert:

1. Blut-Hitze-Dermatitis (bei Säuglingen)
2. Feuchte-Hitze-Dermatitis (speziell bei Jugendlichen)
3. Blut-Mangel-Dermatitis (bei Erwachsenen)

Diese drei Phasen treten der Reihe nach auf, und können als Entwicklungsstadien der Erkrankung angesehen werden.
Zu Beginn überwiegt die toxische Hitze im Blut. Der Endzustand eines lange Zeit bestehenden Prozesses ist in vielen Fällen eine Kombination aus Blut-Mangel und Blut-Stagnation.

Die 3 Kategorien im Einzelnen:

1. Blut-Hitze-Dermatitis

Hier ist die Haut massiv gerötet und entzündet. Der Juckreiz ist stark ausgeprägt.
Oft entwickelt sich diese Neurodermitis rasch, die Symptome treten schnell und intensiv auf und können über den gesamten Körper verteilt sein. (Nicht nur für Neurodermitis typische Regionen sind betroffen). Zusätzlich bestehen häufig Durstgefühle und Unruhezustände des Patienten.
Charakteristisch ist der Zungenbefund:

Zunge
Zungenkörper: rot, mit roten Papillen, die über den ganzen Zungenkörper verteilt sind.
Zungenbelag: dünn, trocken.

Puls
Allgemein: schnell (shuo), dünn (xi), leer (xu).
Im Bereich des Herzes: oberflächlich (fu) und schnell (shuo) wegen eines Herz-Feuers.

Diese Problematik betrifft häufig Säuglinge.
Oft leiden wenige Wochen oder Monate alte Patienten bereits unter massiven Hautproblemen.
Eine häufig in dieser Situation gestellte Frage lautet: warum haben diese kleinen, unschuldigen Wesen bereits derart unangenehme Hautprobleme?
Die Antwort der TCM ist einfach: Sie haben eine Blut-Hitze Problematik von ihren Eltern übertragen bekommen. Der Zustand der Mutter während einer Schwangerschaft ist in diesem Zusammenhang von Bedeutung.
Die Gefahr ist bei Schwangerschaften in den Wintermonaten besonders groß. Wenn Mütter im Winter große Mengen wärmende Nahrungsmittel (Fleisch, scharf warme Gewürze wie Zimt und Ingwer, Glühwein etc.) zu sich nehmen, so führt dies zu Hitze in der Blutschicht.

Schalen- und Krustentiere sowie geschwefelte Nahrungsmittel verstärken die bereits vorhandene Hitze in der Blutschicht.

THERAPIE

Chinesische Kräuter

Rdx. Scrophulariae (Xuanshen) .... 5 g
Rdx. Rehmanniae viride (Shengdihuang) .... 8 g
Poria Cocos (Fuling) .... 5 g
Rhz. Dioscoreae (Shanyao) .... 8 g
Sm. Plantaginis (Cheqianzi) .... 4 g
Rdx. Glehniae (Shashen) .... 5 g
Caulis Akebiae (Mutong) .... 2 g
Fr. Forsythiae (Lianqiao) .... 5 g

Westliche Kräuter

Faulbaumrinde (Cortex Frangulae) .... 5 g
Klettenwurzel (Radix Arctium lappa) .... 3 g
Stiefmütterchen (Herba Violae tricolores) .... 7 g
Brennessel (Herba Urticae) .... 5 g
Löwenzahnwurzel (Radix Taraxaci) .... 3 g

Während Frauen stillen, ist die Verabreichung der Kräutertees unkompliziert. Stillende Mütter nehmen den Dekokt ein und übertragen die hilfreichen Inhaltsstoffe der Kräuter den kleinen Patienten über die Muttermilch.

Akupunkturpunkte

Sedieren (Xie Fa): Mi 10 (Xuehai), He 7 (Shenmen), He 8 (Shaofu), Le 2 (Xingjian).

2. Feuchte-Hitze-Dermatitis

Patienten, die unter einer Feuchte-Hitze-Neurodermitis leiden, besitzen häufig nässende Ausschläge. Das Sekret ist dabei gelb, zähflüssig und weist einen Geruch auf. (Diese Eigenschaften sind Hinweise auf das Vorliegen einer Feuchte-Hitze Problematik des Körpers).
Die Haut weist hierbei keine starken Entzündungen auf.
Die Beschwerden sind subakut. Der Juckreiz ist mäßig stark ausgeprägt. Die betroffenen Körperregionen präsentieren nun die für Neurodermitis typischen Stellen im Bereich der Ellenbogen und Knie.
Zusätzlich bestehen: Müdigkeit, Schweregefühl, übelriechende Stühle und ein trüber Urin.

Zunge
Zungenkörper: rot und geschwollen.
Zungenbelag: gelb und feucht.

Puls
gleitend (hua) und voll (shi).

THERAPIE

Die Therapie sollte die Hitze klären, Feuchtigkeit ausleiten, das Qi tonisieren und den Juckreiz stoppen.

Chinesische Kräuter

Poria Cocos (Fuling) . . . . 5 g
Ctx. Phellodendri (Huangbai). . . . . 4 g
Pericarpium Citri reticulatae (Chenpi) . . . . 7 g
Rdx. Sophorae flavescentis (Kushen) . . . . 3 g
Sclerotium Polypori umbellati (Zhuling) . . . . 5 g
Fr. Kochiae (Difuzi) . . . . 6 g
Ctx. Dictamni (Baixianpi) . . . . 3 g
Rdx. Astragalus (Huangqi) . . . . 9 g
Sm. Coicis (Yiyiren) . . . . 4 g
Sm. Phaseoli (Chixiaodou) . . . . 5 g
Fr. Xanthii (Cangerzi) . . . . 3 g
Periostracum Cicadae (Chantui) . . . . 4 g

Westliche Kräuter

Mariendistelsamen (Fructus Cardui mariae) . . . . 6 g
Erdrauch (Herba Fumariae) . . . . 3 g
Stiefmütterchen (Herba Violae tricolores) . . . . 5 g
Tausendguldenkraut (Herba Centauri) . . . . 2 g
Birkenblätter (Folium Betulae). . . . . 3 g
Klettenwurzel (Radix Arctium lappa) . . . . 2 g
Borretschblüten- und blätter (Herba Boraginis) . . . . 4 g

Akupunkturpunkte

Tonisieren (Bu Fa): Mi 6 (Sanyinjiao).
Sedieren (Xie Fa): Mi 9 (Yinlingquan), Le 5 (Ligou), Le 8 (Ququan), Ma 40 (Fenglong).

3. Blut-Mangel Dermatitis

Betroffene Patienten leiden unter einer chronischen Form der Neurodermitis. Meist leiden die Betroffenen unter einer massiven Trockenheit der Haut. Diese ist bei Menschen mit einem Blut-Mangel blass, rissig und trocken. Die von der Neurodermitis befallenen Hautregionen sind rissig, oft gibt es schuppige Hautkrusten. Der Juckreiz besteht auch an nicht betroffenen Hautstellen, und tritt am Nachmittag verstärkt auf.
Patienten, die unter einem Blut-Mangel leiden, sind blass und im Allgemeinen müde. Sie haben Konzentrationsprobleme und einen oberflächlichen Schlaf.
Zu der Diagnose des Blut-Mangels kommt in vielen Fällen ein Blut-Stagnation hinzu.

Zunge
Zungenkörper: zart, blass und trocken.
Zungenbelag: dünn, trocken.

Puls
Allgemein: dünn (xi), leer (xu), rau (se) (bei Blut-Stagnationen).

THERAPIE

Es sollte das Yin und Blut genährt und trotzdem die Feuchtigkeit ausgeleitet werden.

Chinesische Kräuter

Rdx. Angelicae sinensis (Danggui)........................8 g
Rdx. Paeoniae alba (Baishao) ....8 g
Rdx. Bupleuri (Chaihu) ....2 g
Rdx. Scutellariae baicalensis (Huangqin).................2 g
Rdx. Rehmanniae praeparata (Shudihuang)..................5 g
Ctx. Lycii (Digupi) ....3 g
Hb. Leonuri heterophyllus (Yimucao) ....3 g
Rhz. Anemarrhenae (Zhimu) ....4 g
Rhz. Alismatis (Zexie)...................................5 g
Rdx. Saposhnikoviae (Fangfeng) ....3 g
Rdx. Polygoni multiflori (Heshouwu) ....7 g
Rdx. Glycyrrhizae (Gancao)...............................3 g

Westliche Kräuter

Vogelknöterich (Polyganum aviculare) ....8 g
Lungenkraut (Herba Pulmuniariae) ....5 g
Queckenwurzel (Rhizoma Graminis) ....5 g
Zinnkraut (Herba Equiseti)...............................8 g
Ockergelber Hohlzahn (Herba Galeopsis) ....8 g
Brennessel (Herba Urticae) ....5 g

Akupunkturpunktc

Tonisieren (Bu Fa): Ni 6 (Zhaohai), Bl 17 (Geshu), Bl 20 (Pishu).
Sedieren (Xie Fa): Le 3 (Taichong), Mi 10 (Xuehai).

PANIKATTACKEN

Zu diesem Fallbeispiel gibt es folgende Vorgeschichte: Anlässlich eines Ernährungsseminars, für das sich acht Personen angemeldet haben, ruft eine Dame an, und gibt ihr Interesse, an dem Seminar teilzunehmen, bekannt. Am Telefon berichtet sie, zur Zeit unter Angstzuständen zu leiden. Diese treten auf, wenn sie größeren Menschenansammlungen ausgesetzt ist. Wir vereinbaren, dass sie als «Stille Beobachterin» am Seminar teilnimmt.
Wirklich erscheint sie zu Beginn des Seminars. Sie dürfte ca. 55 Jahre alt sein. Ihre Figur ist klein und zart. Ihre Haare sind dünn. Ihr Kopf weist zarte Ohren, großen Augen und einen schmalen Unterkiefer auf. Die angeführten Kenzeichen sprechen für eine schwache Konstitution. Ihre Augen wandern unruhig hin und her. Sie setzt sich auf einem Stuhl in der hintersten Reihe. Dort ist sie relativ geschützt. Weitere Details des Gesichtes: Die Lippen sind stark gerötet. Sie besitzt eine Rötung im Bereich der Wangenknochen.
Als das Seminar beginnt, wirkt sie ruhig und entspannt. Doch mit fortschreitender Dauer des Seminars wird sie zunehmend unruhiger. Ihre Augen zeigen Gefühle der Angst und Beklemmung. Innerhalb weniger Minuten verschlechtert sich ihr Zustand. Sie wird zunehmend blässer, bekommt Schweißausbrüche und leidet sichtlich unter Dyspnoe (Atemnot). Nun gehe ich auf die Dame zu. Sie ist unfähig, zu sprechen. Schnell wird sie niedergelegt und die Fenster werden geöffnet, um Sauerstoff und kühle Luft in den Raum zu lassen. Eine Kursteilnehmerin bringt ein Glas Wasser. Ihr Puls wird getastet:

Puls
Geschwindigkeit: 1:9
Allgemein: oberflächlich (fu), gespannt (xian) und leer (xu).
Die Venen ihres zarten Halses sind stark pulsierend zu sehen. Sie verliert zunehmend an Bewusstsein.
Die normale Notfalltherapie, Akupunkturpunkte wie Du Mai 26 (Shuigou), bringen keine Verbesserung.
Nun akupunktiere ich die Punkte He 7 (Shenmen) und He 8 (Shaofu), die normalerweise stark beruhigend und sedierend auf das Herz wirken. Auch diese Punkte bringen keine Verbesserung.
Deswegen entschließe ich mich, bei ihr «Psychopunkte» zu akupunktieren. Dabei kommen die Punkte Lu 8 (Jingqu), He 7 (Shenmen), Ks 6 (Neiguan) zur Anwendung.
Und tatsächlich, innerhalb weniger Sekunden wird ihr Herzschlag langsamer und rhythmisch. Das Gesicht der Frau wird zart rosa und sie wieder kontaktierbar.
Eine Viertelstunde später möchte sie weiter am Seminar teilnehmen, doch ich empfehle ihr, nach Hause zu gehen und sich dort auszuruhen. Wir machen uns einen Termin für den nächsten Tag aus.

Zunge (am nächsten Tag)
Zungenkörper: rot, schmal, mit beginnenden Zahnabdrücken, keine Risse.
Zungenbelag: fehlend.

Puls
(am nächsten Tag)
Im Bereich der Nieren: leer (xu) und rau (se).
Im Bereich der Leber: gespannt (xian).
Im Bereich der Milz: leer (xu) und gespannt (xian).
Im Bereich des Herzens: oberflächlich (fu), gespannt (xian) und schnell (shuo).

Anmerkung: (über die «Psychopunkte»):
Diese Punkte hat Sun Si Miao im 6. Jahrhundert zum ersten Mal beschrieben. Dieser bis heute in China gepriesene Arzt ist vielen Lesern durch das Buch «Der Weg der Kaiserin» bekannt.
Als Psychopunkte werden psychisch wirksame Punkte bezeichnet. Durch die Nadelung dieser Akupunkturpunkte werden «Schleusen zum Unterbewusstsein» geöffnet. Chinesisch bedeutet dies, dass das Yi ausgeschaltet wird und der Inhalt des Hun und Po an die Oberfläche kommt.
Yi ist die psychisch wirksame Komponente, die dem Erdelement zugeordnet ist. Dieses reguliert unsere Gedanken. Wird Yi ausgeschaltet, wird der Inhalt des Hun freigesetzt. Mit Hun wird die psychisch wirksame Komponente des Holzelementes bezeichnet. Hun ist so etwas wie der Speicher oder die Festplatte unseres Bewusstseins. Was immer ein Mensch erlebt hat, ist im Hun gespeichert. Therapeutisch kann es unter manchen Umständen hilfreich sein, mit dem Inhalt des Hun zu arbeiten. Wichtig ist dabei, dass der Patient relativ stabil ist. Deswegen sollte in jeder Akupunktursitzung das Nieren-Qi tonisiert werden. Dazu eignen sich z.B. Punkte wie Ni 3 (Taixi), Ni 7 (Fuliu) und Bl 23 (Shenshu). Akupunktur ist nur eine Möglichkeit von vielen, mit dem Inhalt des Huns zu arbeiten. Auch in den Träumen wird man mit dem Inhalt des Hun konfrontiert. Aber auch durch Meditationen, Hypnose und Psychoanalyse wird das Yi ausgeschaltet und damit der Inhalt des Hun freigesetzt.
Die Psychopunkte gehören in die Hände eines erfahrenen Arztes. Um keinen Schaden anzurichten, bleiben die weiteren Punkte ungenannt.

DIAGNOSEN

Jing-Qi-Mangel
Nieren-Yin und -Yang Mangel
Herz-Feuer
Schleim verlegt die Herzkanäle
Leber-Qi-Stagnation

Es wäre schön, wenn die Patientin durch eine einmalige Akupunktur heilbar wäre. Bis sich ihr Zustand jedoch stabilisiert, bedarf es sicherlich mehrerer Monate. Aufgrund der Physiognomie (zarter Unterkiefer, große Augen, zarte Ohren) kann man auf eine Schwäche der Nieren schließen.
Doch eine Schwäche der Nieren alleine ohne weitere Dysbalancen führt nicht zu den Symptomen einer Panikattacke. Dazu sind aus Sicht der TCM mehrere Faktoren notwendig. Eine wesentliche Ursache ist sicherlich eine lange Zeit bestehende Leber-Qi-Stagnation.
In der chinesischen Medizin geht man davon aus, dass aufgestaute Aggressionen und Frustrationen zu einer Stagnation des Leber-Qi führen.
Die tibetische Medizin sieht das anders. Diese geht davon aus, dass Aggression usw. direkt auf das Herz einwirkt. Dieser Theorie kann ich nur zustimmen. Wann immer ein Patient unter Druckgefühlen, Beklemmungsgefühlen und Spannungen im Bereich des Thorax (Brustkorb) leidet, ist dies eine Auswirkung des blockierten Leber-Qi.

Zurück zu unserer Patientin: sie leidet unter einem massiven Nieren-Yin-Mangel.
Menschen mit einem Yin-Mangel haben einen relativen Yang-Überschuss. Doch dieser existiert nur scheinbar. Da die Basis, das Yin, fehlt, neigt das Yang dazu, sich ungebremst zu entfalten. Wenn das Yin fehlt, ist kein Schutz gegenüber äußeren Reizen vorhanden. Jeder Reiz (Geräusche, Gerüche, Licht usw.) wird bei einem Yin-Mangel verstärkt wahrgenommen.
Dazu ein Beispiel: ein Patient mit einem Leber Blut- und Yin-Mangel verträgt Sonnenlicht (dieses ist Yang) nicht gut. Es fehlt der Yin-Träger, um das Yang, das Sonnenlicht, auszuhalten: der Patient ist lichtempfindlich.
Der oben beschriebenen Patientin fehlt der Schutz gegenüber äußeren Reizen. Jeder auch noch so geringe Reiz stellt einen massiven Stressfaktor für sie dar. Damit wird jedes Geräusch, jede Berührung, etc., zur Herausforderung.
Um einen Yin-Mangel auszugleichen, bedarf es Zeit: In den alten

chinesischen Texten steht geschrieben: um einen Qi-Mangel zu therapieren, wird eine Woche benötigt. Die Behandlung eines Blut-Mangels benötigt 120 Tage. Der Ausgleich eines Yang-Mangels dauert drei Jahre. Für den Ausgleich eines Yin-Mangels veranschlagen die alten Texte eine Therapiedauer von sieben Jahren.

Anmerkung:
(Über die Geschichte der Panikattacken):
In verschiedenen Epochen gab es für diese Zeit charakteristische Krankheitsbilder. Diese werden mit Begriffen, die zu dieser Zeit üblich waren, beschrieben. Der Begriff der Panikattacke entspricht den hysterischen Anfällen früherer Zeiten in Europa.
Die Symptome und Therapie dieser Anfälle ist bereits im «Huang Di Nei Jing» («Der Klassiker des gelben Kaisers», der vor 2500 Jahren geschrieben wurde), detailliert beschrieben worden.
In diesem Werk von herausragender Bedeutung werden Panikattacken in einem Kapitel mit der Überschrift «das springende Ferkel» analysiert. Der Begriff «das springende Ferkel» stellt die Symptome der Patienten bildlich dar: Ein Ferkel befindet sich im Bauchraum. Durch Sprünge verursacht es Druck auf das Zwerchfell und ein Gefühl der Enge im Bereich des Herzens. Als Therapie wurde damals Schlaf empfohlen.

THERAPIE

Verhaltensmaßnahmen

Die Patientin soll sich, solange sich ihr Zustand nicht stabilisiert hat, schonen und vor Reizüberflutungen schützen.

Ernährungsempfehlungen

Empfehlungen: 3 x täglich gekochte Mahlzeiten! Lange Zeit gekochte Suppen; Fleisch, Sojaprodukte, Samen und Nüsse. Am Abend eine Handvoll Weizen kochen und die Flüssigkeit mit einem Löffel Honig vermischt trinken. (Dieser fördert den Schlaf bei Herz-Blut- und Yin-Mangel)
Zu meiden: Alle scharfen Gewürze, Kaffee, Alkohol.

Chinesische Kräuter
Concha Ostreae (Muli) ....12 g
Rdx. Salviae Miltiorrhizae (Danshen) .... 5 g
Tuber Curcumae (Yujin) .... 2 g
Rdx. Polygalae (Yuanzhi) .... 2 g
Bulbus Liliii (Baihe) .... 4 g
Colla Corii Asini (Ejiao) .... 3 g
Rdx. Glycyrrhizae (Gancao) .... 2 g
Fr. Schisandrae (Wuweizi) .... 2 g
Fr. Corni (Shanzhuyu) .... 4 g

Westliche Kräuter
Passionsblüten (Herba Passiflorae) .... 7 g
Hopfen (Strobulus Lupuli) .... 7 g
Mariendistelsamen (Fructus Cardui mariae) ....5 g
Mönchspfeffer (Agnus Castus) .... 4 g
Eisenkraut (Herba Verbenae) .... 3 g

Dieser Tee sollte 2 Stunden vor dem Schlafen eingenommen werden.

Akupunkturpunkte
Tonisieren (Bu Fa): Bl 23 (Shenshu).
Neutral: Ma 6 (Jiache).
Sedieren (Xie Fa): He 7 (Shenmen), He 8 (Shaofu).

Wichtig bei der Therapie eines Yin-Mangels ist Geduld von Seiten des Patienten und des Arztes. Yin steht für die Fähigkeit, Geduld zu haben und Reichtum genießen zu können. Menschen mit einem Yin-Mangel können die «Ernte» ihrer Verdienste nicht genießen. Immer wollen sie ein weiteres Ziel erreichen.
Für die beschriebene Patientin war es wichtig, über ihre Probleme sprechen zu können. Die Gespräche gaben ihr Hoffnung und beruhigten sie. Außerdem hat die Patientin durch unsere Gespräche das Gefühl bekommen, selbst für ihren Gesundheitszustand verantwortlich zu sein und hat nun Verantwortung dafür übernommen.

DIFFERENTIALDIAGNOSEN

1. Herz-Blut-Mangel
2. Herz-Yin-Mangel
3. Herz-Feuer
4. Schleim-Hitze verschliesst die Herzöffnungen
5. Schleim-Kälte verschliesst die Herzöffnungen

1. PANIKATTACKEN auf Grund eines Herz-Blut-Mangels

Hauptsymptome
Menschen mit einem Herz-Blut-Mangel leiden unter: Durchschlafstörungen, Konzentrations- und Gedächtnisschwäche sowie Palpitationen (Herzklopfen). Sie sind nervös und schreckhaft.

Zunge
Zungenkörper: blass, speziell im Bereich der Zungenspitze.
Zungenbelag: trocken.

Puls
speziell im Herzbereich dünn (xi) und leer (xu).

THERAPIE

Ernährungsempfehlungen
Empfehlungen: Rindfleisch, Lamm und Wild, Geflügelfleisch (insbesondere Hühnerleber), Datteln, Longanfrüchte, Lycii, mit Rotwein kochen, Petersilie, Wurzelgemüse, Kürbis und Karotten.
Zu meiden: scharfe Gewürze, grüner und schwarzer Tee, Kaffee.

Chinesische Kräuter
YANG XIN TANG
Rdx. Angelicae sinensis (Danggui)........................4 g
Rdx. Rehmanniae praeparata (Shudihuang)...............6 g
Rdx. Ginseng (Renshen)...................................3 g
Sm. Zizyphi spinosae (Suanzaoren) ....4 g
Rdx. Glycyrrhiazae (Gancao) ....2 g
Rdx. Rehmanniae viride (Shengdihuang) ....4 g
Poria Cocos (Fuling) ....4 g
Rdx. Ophiopogonis (Maimendong).........................3 g
Sm. Biotae (Baiziren) ....3 g
Fr. Schisandrae (Wuweizi)...................................2 g

Westliche Kräuter

Weißdornblüten (Flos Crataegi) . . . . 8 g
Weißdornfrüchte (Fructus Crataegi) . . . . 8 g
Hopfen (Strobulus Lupuli) . . . . 2 g
Passionsblüten (Herba Passiflorae) . . . . 4 g
Mistel (Herba Visci) . . . . 3 g
Rosmarin (Folium Rosmarini) . . . . 3 g

Akupunkturpunkte

Tonisieren (Bu Fa): He 7 (Shenmen), Ks 6 (Neiguan), Bl 15 (Xinshu), Bl 17 (Geshu), Ma 36 (Zusanli).

2. PANIKATTACKEN
auf Grund eines Herz-Yin-Mangels

Hauptsymptome

Patienten mit einem Herz-Yin-Mangel leiden unter Nachtschweiß, wobei insbesondere der Bereich der «fünf Herzen» warm ist.
Weitere Symptome bei einem Herz-Yin-Mangel sind:
Palpitationen (Herzklopfen), Angst- und Verwirrtheitszustände, Ein- und Durchschlafstörungen.
Die beschriebenen Symptome treten bei vielen Frauen zur Zeit des Wechsels verstärkt auf.
Betroffene Patientinnen leiden unter einer Art Teufelskreis: der Schlafmangel und das übermäßige Schwitzen schwächen den Körper. Diese Schwäche wiederum verstärkt die Symptome...

Anmerkung:
(über den Begriff der «Hitze der Fünf Herzen»):
Dieser Begriff beschreibt ein Wärmegefühl im Bereich der Handinnenflächen, der Fußsohlen und des Brustkorbes.
In der Literatur sind dies die klassischen Symptome eines Yin-Mangels. Im klinischen Alltag verhält es sich jedoch anders:
Menschen mit einem Yin-Mangel besitzen ein Gefühl der Hitze im oberen Teil des Körpers, leiden jedoch tagsüber unter kalten Füßen.

Zunge

Zungenkörper: rot, schmal, Riss im Bereich der Shao Yin Achse (zentral).
Zungenbelag: fehlend.

Puls

oberflächlich (fu), schnell (shuo), dünn (xi), leer (xu) im Herz Bereich.

THERAPIE

Ernährungsempfehlungen

Empfehlungen: wie bei einem Herz-Blut-Mangel, vermehrt: Samen und Nüsse, Sojaprodukte, Fisch, Datteln und Longanfrüchte.

Chinesische Kräuter

TIAN WANG BU XIN TANG
Rdx. Rehmanniae viride (Shengdihuang) .... 9 g
Sm. Biotae (Baiziren) .... 6 g
Rdx. Ginseng (Renshen)............................ 4 g
Rdx. Salviae Miltiorrhizae (Danshen) .... 4 g
Poria Cocos (Fuling) .... 4 g
Tb. Asparagi (Tiandong) .... 6 g
Rdx. Platycodi (Jiegeng)............................ 4 g
Rdx. Angelicae sinensis (Danggui)...................... 4 g
Rdx. Scrophulariae (Xuanshen) .... 4 g
Fr. Schisandrae (Wuweizi)........................... 4 g
Rdx. Polygalae (Yuanzhi) .... 4 g
Sm. Zizyphi spinosae (Suanzaoren) .... 6 g
Rdx. Ophiopogonis (Maimendong)...................... 6 g

Westliche Kräuter

Passionsblüten (Herba passiflorae)...................... 8 g
Hopfen (Strobulus Lupuli) .... 2 g
Johanniskraut (Herba Hyperici)....................... 4 g
Ringelblume (Flos Calendulae) .... 4 g
Vogelmiere (Herba Stellaria media)..................... 4 g
Weißdornfrüchte (Fructus seu Flos Crataegi) .... 6 g
Melisse (Folium Melissae)........................... 5 g

Akupunkturpunkte

Tonisieren (Bu Fa): He 7 (Shenmen), Ni 6 (Zhaohai), Bl 23 (Shenshu), Mi 6 (Sanyinjiao) und Ks 6 (Neiguan).

3. PANIKATTACKEN auf Grund eines Herz-Feuers

Hauptsymptome
Patienten mit Herz-Feuer leiden unter Unruhezuständen und Zeitdruck. Diese Patienten können für Ärzte zur Belastung werden, da sie sehr fordernd sein können. Menschen mit Herz-Feuer haben ein unstillbares Redebedürfnis. Alles, auch ihre eigene Heilung, geht ihnen zu langsam.
Wie schon erwähnt, ist Logorrhoe (ein Redeschwall, wobei oft auch Stottern dazukommt) ein Herz-Feuer Symptom.
Das Gesicht ist in vielen Fällen rot. Aphthen im Mundbereich und Entzündungen der Zunge sowie Blasenentzündungen bilden sich regelmäßig.

Zunge
Zungenkörper: Zungenspitze ist knallrot, oft ist diese nach oben gebogen. (Je mehr Hitze, desto ausgeprägter).
Zungenbelag: keine Auffälligkeiten.

Puls
gespannt (xian), voll (shi) und schnell (shuo) im Herzbereich.

THERAPIE

Ernährungsempfehlungen
Empfehlungen: Salate, Yoghurt, Sojaprodukte, Fisch, gekeimte Sprossen, Grüner Tee, Pfefferminztee, Magnesium- und Kalziumpräparate.
Zu meiden: Rotwein, alle scharfen Nahrungsmittel.

Chinesische Kräuter

AN SHEN WAN

Cinnabaris (Zhusha)....................................2 g
Rdx. Angelicae sinensis (Danggui)........................6 g
Rdx. Glycyrrhizae (Gancao)..............................3 g
Rhz. Coptidis (Huanglian)...............................3 g
Rdx. Rehmanniae viride (Shengdihuang) ....12 g

Westliche Kräuter

Hopfen (Strobulus Lupuli) ....3 g
Passionsblüten (Herba Passiflorae).......................7 g
Lungenkraut (Herba Pulmunariae).......................4 g
Maishaar (Stigmata Maydis)............................8 g
Mistel (Herba Visci)...................................5 g
Rosenblüten (Flos Rosae) ....5 g

Akupunkturpunkte

Sedieren (Xie Fa): He 8 (Shaofu), He 7 (Shenmen), Ks 6 (Neiguan), Ks 7 (Daling), Ks 8 (Laogong).

4. PANIKATTACKEN auf Grund von Schleim-Hitze, die die Herzöffnungen verschliesst

Hauptsymptome
Lautet die Diagnose «Schleim verlegt die Herzöffnungen», so ist die Klarheit des Geistes der Patienten massiv eingeschränkt. «Schleim verlegt die Herzöffnungen» kann in Kombination mit Schleim-Kälte oder Schleim-Hitze vorkommen.
Bei vorliegen einer Schleim-Hitze überwiegen Verwirrtheitszustände und manische Zustände. Möglicherweise sind die Patienten gewalttätig.

Zunge
Zungenkörper: rot.
Zungenbelag: gelb, dick und feucht.

Puls
gespannt (xian), gleitend (hua), voll (shi) und schnell (shuo).

THERAPIE

Oft kommen hier Psychopharmaka zur Anwendung. Traditionell wurde in China das erbrechende Verfahren (Ou Fa) angewandt.

Ernährungsempfehlungen
Zu meiden: gegrillte und panierte Nahrungsmittel, Milchprodukte, Zucker, Süßstoff, Alkohol. Fleisch und Wurst sind einzuschränken.

Chinesische Kräuter
AN GONG NIU HUANG WAN
Calculus Bovis (Niuhuang) .... 1 g
Secretio Moschus (Shexiang) .... 0.3 g
Rdx. Scutellariae baicalensis (Huangqin)................ 1 g
Realgar (Xionghuang)..................................... 1 g
Rdx. Curcumae (Yujin).................................... 1 g
Cornu Rhinoceri (Xijiao) .... 1 g
Rhz. Coptitis (Huanglian) .... 1 g
Fr. Gardeniae (Zhizi).................................... 1 g
Borneolum (Bingpian) .... 0.3 g
Cinnabaris (Zhusha)...................................... 1 g
Magarita (Zhenzhu) .... 0.5 g

Diese chinesische Rezeptur wird in Pillenform zu je 3 Gramm 2 - 3 Mal täglich verschrieben und eingenommen.

Westliche Kräuter
Passionsblüten (Herba Passiflorae)...................... 7 g
Weißdornblüten (Flos Crataegi).......................... 7 g
Rosenblüten (Flos Rosae) .... 7 g
Johanniskraut (Herba Hyperici).......................... 5 g

Akupunkturpunkte
Tonisieren (Bu Fa): Bl 23 (Shenshu).
Sedieren (Xie Fa): Ma 40 (Fenglong), He 7 (Shenmen), He 8 (Shaofu), Le 3 (Taichong).

5. PANIKATTACKEN auf Grund von Schleim-Kälte, die die Herzöffnungen verschliesst

Hauptsymptome
Patienten mit der Diagnose «Schleim-Kälte verschließt die Herzöffnungen» sind depressiv, verlangsamt, schauen starr vor sich hin, möglicherweise führen sie Selbstgespräche. Verstärkte Sputumproduktion (Speichelfluss).

Zunge
Zungenkörper: geschwollen und blass.
Zungenbelag: feucht und weiß.

Puls
gleitend (hua) und langsam (chi).

THERAPIE

Ernährungsempfehlungen
Zu meiden: Süßigkeiten, Milchprodukte wie Yoghurt und Käse.

Chinesische Kräuter

SU HE XIANG WAN

Styrax Liquidis (Suhexiang) . . . . 1 g
Secretio Moschus (Shexiang) . . . . 1 g
Rdx. Saussureae (Muxiang) . . . . 2 g
Lignum Aquilariae (Chenxiang) . . . . 2 g
Flos Caryophylli (Dingxiang) . . . . 2 g
Fr. Piperis Longi (Bibo) . . . . 2 g
Cinnabaris (Zhusha) . . . . 1 g
Fr. Chebulae (Hezi) . . . . 2 g
Benzoinum (Anxixiang) . . . . 2 g
Borneolum (Bingpian) . . . . 1 g
Lignum Santali (Tanxiang) . . . . 2 g
Resina Olibani (Ruxiang) . . . . 1 g
Rhz. Cyperi (Xiangfu) . . . . 2 g
Cornu Rhinoceri (Xijiao) . . . . 2 g
Rhz. Atractylodis Macrocephalae (Baizhu) . . . . 2 g

Diese chinesische Rezeptur wird in Pillenform zu je 3 Gramm 2—3 Mal täglich verschrieben und eingenommen.

Westliche Kräuter

Weißdornblüten (Flos Crataegi) . . . . 8 g
Weißdornfrüchte (Fructus Crataegi) . . . . 7 g
Rosmarin (Folium Rosmarini) . . . . 4 g
Arnika (Flos Arnicae) . . . . 4 g
Kampfer (Camphora) . . . . 3 g

Akupunkturpunkte

Tonisieren (Bu Fa): Ma 40 (Fenglong), Mi 3 (Taibai), Mi 2 (Dadu).

PROSTATATUMOR

Krebs der Vorsteherdrüse

Ein Mann aus Salzburg hat um einen Termin gebeten. Wir kennen uns von einem Seminar in Linz. Er ist 1,85 m groß, 55 Jahre alt und kommt in Begleitung seiner Ehefrau.
Wegen einer angeblichen Prostataentzündung habe ihm sein Urologe eine Prostataresektion vorgeschlagen. Nun erhofft sich der Patient von mir Hilfe durch die chinesische Medizin.
Doch ich fühle mich bei dieser Vorgangsweise nicht wohl.
Ich frage ihn nach dem PSA-Wert (Prostataspezifisches Antigen), ein Wert der bei Entzündungen der Prostata erhöht ist, und speziell bei Krebserkrankungen sehr hohe Werte aufweist. Er berichtet, dass der PSA-Wert 5 sei.
Bei einem PSA-Wert von 5 ist leider alles möglich. Einerseits kann es sich um eine Entzündung der Prostata handeln, andererseits kann ein Krebs vorhanden sein.
Um weitere Informationen zu erhalten, taste ich den Puls.

Zunge
Farbe des Zungenkörpers: bläulich.
Form des Zungenkörpers: breit, geschwollen.
Zungenbelag: dick, feucht, leicht gelblich.

Puls
Allgemein: dünn (xi) und tief (chen).
Sowohl Zunge als auch Puls deuten auf eine Schleimstagnation (Tan) hin.

1. Anmerkung:
(über die Entstehung von Krebs aus Sicht der TCM):
Krebs wird in der chinesischen Medizin als ein Endprodukt eines lange Zeit bestehenden Prozesses angesehen.
Zu Beginn besteht eine Milz-Qi-Schwäche, daraus entwickelt sich Feuchte Kälte, daraus entwickelt sich Feuchte-Hitze, daraus entwickelt sich Schleim und wenn dieser Schleim lange Zeit besteht, dann kann sich daraus «zäher Schleim» (Tan) entwickeln.
Sollte ein Patient «Tan» aufweisen, bedeutet dies nicht, dass er irgendwo im Körper einen Krebs haben muß, es ist aber leicht möglich und auf keinen Fall auszuschließen.
«Tan»» kann sich auch in Form von Arteriosklerose, Lipomen, Steinen in der Gallenblase und Niere, etc., manifestieren. Eine Krebserkrankung ist jedoch nicht auszuschließen, wenn ein Patient «Tan» hat.
Eine Krebserkrankung kann mit den Methoden der TCM weder mit Sicherheit diagnostiziert noch ausgeschlossen werden.
Man kann lediglich feststellen, wer zu einer dieser schweren Erkrankungen neigt.
Wenn der «Tan» (zäher Schleim) in Kombination mit einer Stagnation auftritt, ist die Wahrscheinlichkeit erhöht.
Bei dem beschriebenen Patienten können Zeichen für diese Kombination auf der Zunge gefunden werden:
Die Zunge ist breit (spricht für Feuchtigkeit) und dick (spricht für «Tan»). Je breiter die Zunge, desto mehr Feuchtigkeit ist im Körper. Je dicker die Zunge ist, desto mehr zäher Schleim befinden sich im Körper.
Noch dazu ist der Zungenkörper bläulich (zyanotisch), d.h. es liegt eine Stagnation vor.

2. Anmerkung:
(über verschiedene Pulsqualitäten, die auf «Tan» im Körper hinweisen):
Es gibt Pulsqualitäten, die als Hinweis für das Vorhandensein von «Tan» im Körper dienen können.
Zu Beginn, während sich Feuchtigkeit im Körper des Patienten ansammelt, ist der Puls gleitend (hua) und leicht gespannt (xian).

Sobald sich «Tan» entwickelt hat, wird der Puls dünn (xi) und leer (xu). Unter normalen Umständen ist ein dünner (xi), leerer (xu) Puls ein Hinweis für einen Qi- und Blut-Mangel.
Doch unser Patient wirkt nicht geschwächt, er ist groß, von kräftiger Statur. Bei ihm ist der dünne (xi) Puls ein Hinweis für «Tan» innerhalb des Körpers.
Man kann sich dies folgendermaßen vorstellen:
Seine Meridiane, durch die das Qi fließen soll, sind verstopft. Der «Tan» lagert sich von, wie bei Blutgefäßen, die durch Arteriosklerose verlegt werden, in den Meridianen ab.
Dadurch wird der Qi-Durchfluss behindert. Dies hat zur Folge, dass nur mehr ein dünner (xi), leerer (xu) Puls zu palpieren ist.
Da bei dem Patienten diese Pulsqualität zu tasten ist, berichte ich ihm von meinen Bedenken und empfehle ihm eine Operation. Frei nach Jeremy Ross, einem bekannten TCM-Arzt: «Better save than sorry».
Glücklicherweise berichtet der Patient, dass er mit den Gedanken gespielt habe, sich operieren zu lassen. Nun habe er keine Zweifel mehr, sich operieren zu lassen.
Wir vereinbaren, dass er nach erfolgter Operation anrufen soll, damit dann ein weiteres Procedere festlegen werden kann.
Und wirklich: es wurde ein Prostatatumor im Gefrierschnitt festgestellt. Dieser Tumor war glücklicherweise noch vollständig von gesundem Gewebe umgeben. Die Prognose ist für den Patienten damit gut.

DIAGNOSEN

Tan (zäher Schleim) im Unteren Erwärmer
Nieren-Yin-Mangel
Leber-Qi-Stagnation
Feuchte-Hitze in der Gallenblase

THERAPIE

Aufgabe eines chinesischen Arztes, der im Westen praktiziert, soll es nicht sein, den Krebs mit chinesischen Methoden zu behandeln. Für TCM-Ärzte besteht jedoch die Möglichkeit, die Patienten adjuvant, also unterstützend, zu begleiten.
Dabei stehen verschiedene Vorgangsweisen zur Verfügung.
Diese sind von den durchgeführten westlichen Behandlungsmethoden abhängig. Da der Krebs durch Operationen, Chemotherapien und Bestrahlungen attackiert und im optimalen Fall zum Verschwinden gebracht wird, besteht die Aufgabe eines TCM-Arztes darin, den Körper des Patienten zu stärken, Schmerzen zu reduzieren und es dem Patienten zu ermöglichen, die durchgeführten Behandlungen gut und mit möglichst wenigen Nebenwirkungen zu überstehen.
Natürlich besteht auch die Möglichkeit, den «Tan» symptomatisch zu behandeln, in dem «Antikrebskräuter» in die Rezeptur gegeben werden.
Hierbei gilt es in der Kräutertherapie aufzupassen; nur den Krebs zu behandeln wäre zu wenig, da der «Tan» das Endprodukt eines jahrelangen Prozesses ist. Ebenso sollte eine eventuell vorhandene Milz-Qi-Schwäche, Feuchtigkeit und Stagnation in der Therapie mit berücksichtigt werden.
Wie sieht die Therapie in der Praxis aus?
Bei kräftigen Konstitutionen kann ausleitend vorgegangen werden.
Geschwächte Patienten sollten gestärkt werden.
Falls ein Patient operiert wird, sollte der Schwerpunkt in der Therapie auf den stärkenden Aspekt gelegt werden, da der Krebs ohnehin durch die Operation, Chemotherapie, usw., behandelt wird.
Zurück zu unseren Patienten:
Er bekommt eine «Breitspektrum-Rezeptur» verschrieben. Diese enthält sowohl tonisierende als auch ausleitende Bestandteile.

Chinesische Kräuter

Fr. Ganoderma (Lingzhi) .... 5 g
Lumbricus (Dilong) .... 4 g
Hb. Oldenlandiae (Baihuasheshecao) .... 4 g
Poria Cocos (Fuling) .... 5 g
Rhz. Alismatis (Zexie) .... 5 g
Ctx. Phellodendri (Huangbai) .... 4 g
Rhz. Atractylodis Macrocephalae (Baizhu) .... 5 g
Fr. Hordei germinatus (Maiya) .... 5 g

Westliche Kräuter

Goldrute (Herba Solidaginis virgaureae) .... 5 g
Eisenkraut (Herba Verbenae) .... 5 g
Salbei (Folium Salviae) .... 3 g
Artischockenwurzel (Radix Cynariae) .... 5 g
Löwenzahnwurzel (Radix Taraxaci) .... 3 g
Spitzwegerichsamen (Folium Plantaginis) .... 4 g

Akupunkturpunkte

Tonisieren (Bu Fa): He 7 (Shenmen), Ni 6 (Zhaohai), Bl 23 (Shenshu), Mi 6 (Sanyinjiao) und Ks 6 (Neiguan).
Sedieren (Xie Fa): Ma 40 (Fenglong), He 7 (Shenmen).

DIFFERENTIALDIAGNOSEN

1. Nieren-Qi-Mangel
2. Feuchte-Hitze in der Blase
3. Qi- und Blut-Stagnation
4. Qi- und Blutschwäche sowie Schwäche des Wei-Qi

1. PROSTATATUMOR auf Grund einer Nieren-Qi-Schwäche

Hauptsymptome
Müdigkeit, nächtliches Wasserlassen, Polyurie (häufiges Wasserlassen mit dünnem Urinstrahl), Lumbalgie, Schwäche der Beine, allgemein schwache körperliche Konstitution, Abneigung gegenüber Kälte, Vorliebe für eine warme Umgebung, Blässe des Gesichtes, Ängstlichkeit, Anstrengungen verschlimmern die Symptome, Libidomangel.

Zunge
Zungenkörper: blass, zyanotisch.
Zungenbelag: wenig, weiß.

Puls
tief (chen), dünn (xi) und leer (xu).

THERAPIE

Ernährungsempfehlungen
Empfehlungen: drei Mal täglich gekochte Speisen, viel Wurzelgemüse, lang gekochte Suppen, Fleisch, viele Samen, Nüsse, Eier, Butter.
Zu meiden: Rohkost, Pfefferminztee, grüner Tee, Kaffee, raffinierte Nahrungsmittel, Tiefkühlkost und Mikrowelle.

Chinesische Kräuter

Rdx. Astragalus (Huangqi) . . . . 6 g
Poria Cocos (Fuling) . . . . 6 g
Ctx. Moutan (Mudanpi) . . . . 3 g
Fr. Lycii (Gouqizi) . . . . 4 g
Rdx. Ligustici (Chuanxiong) . . . . 3 g
Hb. Epimedii (Yinyanghuo) . . . . 3 g
Rhz. Polygonati (Huangjing) . . . . 4 g
Rdx. Codonopsis (Dangshen) . . . . 4 g
Rhz. Alismatis (Zexie) . . . . 2 g
Rhz. Dioscoreae (Shanyao) . . . . 4 g
Rdx. Pseudostellariae (Taizishen) . . . . 3 g
Rhz. Atractylodis Macrocephalae (Baizhu) . . . . 5 g
Rdx. Glycyrrhizae (Gancao) . . . . 2 g
Fr. Alpiniae oxyphyllae (Yizhiren) . . . . 3 g

Westliche Kräuter

Rosmarin (Folium Rosmarini) . . . . 5 g
Schafgarbe (Herba Millefolii) . . . . 4 g
Brombeerblätter (Folium Rubi fructicosi) . . . . 7 g
Goldrute (Herba Solidaginis virgaureae) . . . . 3 g

Akupunkturpunktc

Tonisieren (Bu Fa): Bl 23 (Shenshu), Ren 4 (Guanyuan), Ren 6 (Qihai), Ni 3 (Taixi), Ni 7 (Fuliu), Mi 9 (Yinlingquan).

2. PROSTATATUMOR
auf Grund einer Feuchte-Hitze in der Blase

Hauptsymptome
Wenig, konzentrierter, trüber Urin; Druck- und Völlegefühl im Bereich des Unterbauches, trockener Stuhl oder Verstopfung, Lumbalgie, bitterer Mundgeschmack, Hautprobleme, Schweregefühl des Körpers, Taubheitsgefühle der Beine, eventuell Harnverhalten, eventuell Nierensteine, Hitzegefühl des Körpers, eventuell Fieber.

Zunge
Farbe des Zungenkörpers: rot.
Form des Zungenkörpers: breit.
Zungenbelag: dick, gelb und feucht, vor allem an der Zungenwurzel.

Puls
schnell (shuo), gleitend (hua), eventuell gespannt (xian).

THERAPIE

Ernährungsempfehlungen
Empfehlungen: Reis, Roggen, Chicoree, Endivien, grüner Salat, bitterkalte Kräuter wie zum Beispiel: Löwenzahn.
Zu meiden: Zwiebel, Knoblauch, Ingwer, Pfeffer, Chili, Curry, Käse, Schweinefleisch, Gegrilltes, Paniertes, Schokolade, Liköre.

Chinesische Kräuter
Sm.Coicis (Yiyiren) .... 6 g
Hb. Artemisiae (Yinchenhao) .... 5 g
Rdx. Glycyrrhizae (Gancao) .... 2 g
Hb. Dianthi (Qumai) .... 4 g
Rhz. Sparganii (Sanleng) .... 3 g
Rhz. Curcumae (Jianghuang) .... 3 g
Rdx. Salviae Miltiorrhizae (Danshen) .... 3 g
Rdx. Angelicae sinensis (Danggui) .... 2 g
Sm. Persicae (Taoren) .... 5 g
Poria Cocos (Fuling) .... 7 g
Polypori umbellati (Zhuling) .... 5 g
Rhz. Atractylodis Macrocephalae (Baizhu) .... 8 g
Rdx. Pseudostellariae (Taizishen) .... 3 g

Westliche Kräuter
Heidekraut (Calluna vulgaris) .... 7 g
Klettenwurzel (Radix Arctium lappa) .... 5 g
Benediktinerkraut (Herba Cardui Benedicti) .... 4 g
Bärentraubenblätter (Folium Uvae ursi) .... 6 g
Blasentang (Fucus vesiculosus) .... 7 g

Akupunkturpunkte
Sedieren (Xie Fa): Bl 28 (Pangguangshu), Ren 3 (Zhongji), Bl 66 (Zutonggu), Mi 6 (Sanyinjiao), Mi 9 (Yinlingquan), Bl 22 (Sanjiaoshu).
Tonisieren (Bu Fa): Bl 23 (Shenshu).

3. PROSTATATUMOR auf Grund einer Qi- und Blut-Stagnation

Hauptsymptome
Stechende Schmerzen, die in Bewegung schlimmer werden; verzögertes Wasserlassen, Schwere- und Völlegefühl im Bereich des unteren Abdomens, Trockenheit der Mundschleimhaut und Zunge, Unruhezustände, Fieber, Verstopfung oder häufiger Stuhlgang mit Krämpfen.

Zunge
Zungenkörper: zyanotisch mit roten Papillen.
Zungenbelag: möglicherweise gelb, im Extremfall sogar schwarz werdend.

Puls
dünn (xi), gespannt (xian), schnell (shuo) und rau (se).

Anmerkung:
(über den schwarzen Zungenbelag):
Der schwarze Zungenbelag, so lehren klassische TCM-Bücher, gilt als Todeszeichen.
Glücklicherweise leben alle fünf Menschen, bei denen ich bisher einen schwarzen Zungenbelag gesehen habe, noch.
Was sagt ein schwarzer Zungenbelag aus?
Ein schwarzer Zungenbelag ist das Endprodukt eines lange Zeit bestehenden Prozesses.
Er kann auf eine massive Hitze oder eine massive Kälte hinweisen. Wenn der Zungenbelag schwarz und trocken ist, ist dies ein Hinweis auf ein massives Hitzegeschehen innerhalb des Körpers. Ein feuchter, schwarzer Zungenbelag ist ein Hinweis auf eine massive Kälte und bzw. Yang-Mangel innerhalb des Körpers.
Zusammengefasst ist ein schwarzer Zungenbelag alles andere als ein glücksverheissendes Zeichen.
Im Idealfall (wie bei einer 93-jährigen Dame) ist der schwarze

Zungenbelag ein Hinweis auf eine chronisch bestehende Obstipation (Verstopfung). Leider kann sich hinter einem schwarzen Zungenbelag auch etwas anderes verbergen. Ich erinnere mich an eine 38-jährige Patientin, die einen schwarzen Zungenbelag, speziell an den Zungenrändern hatte. Diese Dame war körperlich erschöpft und hatte Gebärmuttermyome.

THERAPIE

Ernährungsempfehlungen

Empfehlungen: viele Gewürze (Rosmarin, Thymian, Basilikum ...) beim Kochen verwenden, mit Rotwein kochen.
Zu meiden: Milchprodukte, Zucker, raffinierte Kohlenhydrate, Tiefkühlkost und Mikrowelle, Schweinefleisch.

Chinesische Kräuter

Sm. Coicis (Yiyiren) . . . . 5 g
Flos Lonicerae (Jinyinhua) . . . . 5 g
Polypori umbellati (Zhuling) . . . . 5 g
Poria Cocos (Fuling) . . . . 5 g
Rdx. Glycyrrhizae (Gancao) . . . . 2 g
Rdx. Salviae Miltiorrhizae (Danshen) . . . . 4 g
Rdx. Glehniae (Shashen) . . . . 4 g
Flos Carthami (Honghua) . . . . 7 g
Rhz. Corydalis (Yanhusuo) . . . . 5 g

Westliche Kräuter

Gundelrebenkraut (Herba Hederae terrestris) . . . . 4 g
Schafgarbe (Herba Millefolii) . . . . 5 g
Hirtentäschel (Herba Bursae pastoris) . . . . 7 g
Myrrhe (Myrrha) . . . . 3 g
Weisse Pfingstrosenwurzel (Radix Paeonia alba) . . . . 6 g

Akupunkturpunkte

Sedieren (Xie Fa): Mi 9 (Yinlingquan), Mi 10 (Xuehai), Ren 4 (Guanyuan), Gb 34 (Yanglingquan), Bl 33 (Zhongliao).

4. PROSTATATUMOR
auf Grund einer Qi- und Blutschwäche sowie Schwäche des Wei-Qi

Hauptsymptome
Die folgenden Symptome treten in einem späten Stadium des Krebses auf: Der Patient ist kachektisch, der Tumor kann sich relativ schnell entfalten. Es bestehen ein allgemeines Müdigkeits- und Schwächegefühl, Anämie (Blutarmut), Erschöpfung; ein blasses, fahles Gesicht; Lumbalgie, Kurzatmigkeit, Verstärkung der Symptome durch Anstrengung, häufiges Wasserlassen, Appetitlosigkeit, trockener Mund mit einer Abneigung zu trinken, Schmerzen, profuses Schwitzen, der Wunsch im Bett liegen zu dürfen.

Zunge
Zungenkörper: blass oder zyanotisch, in manchen Fällen auch verkürzt.
Zungenbelag: keine charakteristischen Veränderungen.

Puls
dünn (xi), leer (xu) und rau (se).

THERAPIE

Ernährungsempfehlungen
Empfehlungen:
Für derart ausgezehrte Patienten ist die Einnahme eines Congees optimal. Congees sind für Menschen, die unter einer massiven Schwäche des Verdauungstraktes leiden und damit die verschriebenen Medikamente nicht mehr resorbieren können, empfehlenswert. Ein Congee wird folgendermaßen zubereitet: eine Tasse Reis wird mit der 10 fachen Menge an Wasser zubereitet. Der Reis wird dabei länger als üblich gekocht und kann abschließend durch ein Sieb oder grobes Tuch gefiltert werden.

Die verschriebenen Kräuter können in den Congee gemischt werden; dadurch werden sie für die Patienten besser verträglich.

Chinesische Kräuter

Rdx. Pseudostellariae (Taizishen) .... 4 g
Rdx. Glehniae (Shashen) .... 3 g
Poria Cocos (Fuling) .... 6 g
Rdx. Ophiopogonis (Maimendong) .... 4 g
Fr. Lycii (Gouqizi) .... 6 g
Rhz. Astragali (Huangqi) .... 8 g
Ctx. Moutan (Mudanpi) .... 6 g
Rhz. Polygonati (Huangjing) .... 5 g
Endothelium galli (Jineijin) .... 8 g
Fr. Hordei germinatus (Maiya) .... 7 g
Rhz. Atractylodis Macrocephalae (Baizhu) .... 8 g

Westliche Kräuter

Mariendistelsamen (Fructus Cardui mariae) .... 8 g
Mistelzweige und -blätter (Herba Visci) .... 7 g
Mönchspfeffer (Agnus castus) .... 4 g
Bärentraubenblätter (Folium Uvae ursi) .... 3 g
Weißdornblüten (Flos Crataegi) .... 8 g
Weißdornfrüchte (Fructus Crataegi) .... 7 g
Goldrute (Herba Solidaginis virgaureae) .... 5 g

Akupunkturpunkte:

Tonisieren (Bu Fa): Ren 4 (Guanyuan), Ren 6 (Qihai), Ma 36 (Zusanli), Bl 23 (Shenshu), Bl 17 (Geshu), Ni 3 (Taixi).

PROSTATITIS

Entzündung der Vorsteherdrüse

Ein ca. 30 jähriger Mann kommt in die Ordination. Er wirkt athletisch, ist nicht sehr groß, doch sein Unterkiefer ist stark ausgeprägt. Er besitzt einen breiten Hals. Als wir uns die Hand geben, zerquetscht er die meine regelrecht. Dieser Mann besitzt viel Qi! Auf meine Frage, was er mit all der Energie anfange, berichtet er, Triathlon wettkampfmäßig zu betreiben.
Er kommt wegen einer Prostataentzündung zur Behandlung. Bei der Pulstastung ist der harte Tonus seiner Unterarmmuskulatur auffallend.
Der Mann berichtet, krampfartige Schmerzen in der Genitalregion zu haben. Diese Schmerzen haben in letzter Zeit zugenommen. Ein Radfahrtraining sei aus diesem Grund unmöglich.
Der Urin sei in der Früh gelb und konzentriert, während des Tages hell. Er neigt zur Verstopfung mit übelriechendem Stuhlgang. Angeblich komme er mit sechs Stunden Schlaf pro Tag aus.
Seine Haare sind auffallend kräftig. Seine Augenbrauen sind buschig und lange, wobei die Haare der Augenbrauen aufwärts wachsen. (Dies weist auf Hitze in der Gallenblase hin.)
Pulstastung und Betrachtung der Zunge sind bei dieser Physiognomie entbehrlich...

Zunge
Form des Zungenkörpers: groß, lang, Ränder leicht geschwollen.
Farbe des Zungenkörpers: rot.
Zungenbelag: dick und gelb im Bereich der Zungenwurzel.

Puls
allgemein voll (shi), 1:5 und gespannt (xian).

DIAGNOSEN

Feuchte-Hitze in der Gallenblase
Beginnendes Leber-Feuer

Bei diesem Patienten können ohne Bedenken ausleitende Kräuter gegeben werden. Er ist einer der Wenigen, die wirklich einen Überschuss (an Qi, Yang und Feuchtigkeit) haben.
Wer trotz des harten Trainings (bis zu sechs Stunden täglich) einen derart kräftigen Puls hat, besitzt wirklich einen Überschuss an Qi! Der Patient neigt aufgrund seiner Konstitution (Feuchte-Hitze in der Gallenblase) zu Entzündungen der Prostata. Die Erschütterungen während des Radfahrens sowie starke berufliche und familiäre Belastungen haben zusätzlich zur Entzündung der Prostata beigetragen.

THERAPIE

Verhaltensmaßnahmen
Das Radfahren soll auf zwei Trainingseinheiten pro Woche eingeschränkt werden. Da er bisher kein Antibiotikum eingenommen hat, verbleiben wir mit folgender Vereinbarung: Wenn die Beschwerden innerhalb von 2 – 3 Tagen besser werden, kann er auf die Einnahme des Antibiotikums verzichten, bei Verschlechterung seines Zustandbildes (aber auch, wenn keine Veränderung eintritt) soll er es einnehmen.
Zusätzlich ist gelebte körperliche Liebe für ihn empfehlenswert, da jeder Orgasmus Stagnationen im Bereich des Unterleibes entgegenwirkt.

Ernährungsempfehlungen
Zu empfehlen: bitterkalte Salate wie z.B.: Chicoree, Endivien, Artischocken; grüner Tee.

Zu vermeiden: alles Scharfe, speziell Zwiebel, Knoblauch, Ingwer, Pfeffer, Chili, Curry; fette Milchprodukte, Wurstwaren, Alkohol.

Chinesische Kräuter

Ctx. Phellodendri (Huangbai) .... 4 g
Rhz. Alismatis (Zexie) .... 5 g
Sm. Coicis (Yiyiren) .... 4 g
Sclerotium Polypori umbellati (Zhuling) .... 5 g
Poria Cocos (Fuling) .... 4 g
Rdx. Scutellariae baicalensis (Huangqin) .... 2 g
Rdx. Bupleuri (Chaihu) .... 2 g
Fr. Gardeniae (Zhizi) .... 4 g
Hb. Taraxaci (Pugongying) .... 5 g

Westliche Kräuter

Goldrute (Herba Solidaginis virgaureae) .... 5 g
Löwenzahnwurzel (Radix Taraxaci) .... 5 g
Heidekraut (Calluna vulgaris) .... 7 g
Klettenwurzel (Radix Arctium lappa) .... 5 g
Maishaar (Stigmata Maydis) .... 10 g

Die Dosis der Kräuter, speziell des Tees aus westlichen Kräuter, soll solange erhöht werden, bis der Urin hell wird.
Solange der Urin gelblich und konzentriert riechend ist, ist die Dosierung zu nieder. Ein klarer Urin spricht dafür, das sich keine Feuchte-Hitze im Unteren Erwärmer befindet.

Akupunkturpunkte

Sedieren (Xie Fa): Le 3 (Taichong), Gb 34 (Yanglingquan), Le 5 (Ligou), Le 8 (Ququan), Mi 9 (Yinlingquan), Le 2 (Xingjian).

Zu dem zehn Tage später vereinbarten Termin erscheint der Patient nicht. Er ruft zwei Tage davor an und berichtet, dass es ihm gut gehe. Er erbittet jedoch eine Rezeptur aus westlichen Kräutern, die er längere Zeit einnehmen möchte.

DIFFERENTIALDIAGNOSEN

1. Qi- und Blut-Stagnation im Unteren Erwärmer
2. Feuchte-Hitze im Unteren Erwärmer
3. Nieren-Qi-Mangel
4. Nieren-Yin-Mangel
5. Nieren-Yang-Mangel

1. PROSTATITIS
auf Grund einer Qi- und Blut-Stagnation im Unteren Erwärmer

Hauptsymptome
Probleme beim Wasserlassen bis hin zum Harnverhalten, Nykturie (nächtliches Wasserlassen), Schmerzen in der Perinealgegend, verstärkt durch langes Sitzen; Schmerzen, die in die Hoden oder in den Penis ausstrahlen können.
Die Prostata ist eher hart und kleiner als bei gesunden Männern. Knoten in der Prostata sind tastbar. Im Prostatasekret sind möglicherweise rote Blutkörperchen zu finden.

Zunge
Zungenkörper: blau-violett, mit vergrößerten Papillen.
Zungenbelag: dünn und weiß.

Puls
rau (se).

THERAPIE

Chinesische Kräuter
Rdx. Salviae Miltiorrhizae (Danshen) .... 4 g
Rdx. Paeoniae rubra (Chishaoyao) .... 6 g
Sm. Persicae (Taoren) .... 6 g
Flos Carthami (Honghua) .... 5 g
Sm. Vaccariae segetalis (Wangbuliuxing) .... 3 g
Pericarpium Citri reticulatae viride (Qingpi) .... 6 g
Rdx. Angelicae dahuricae (Baizhi) .... 5 g
Fr. Meliae Toosendan (Chuanlianzi) .... 3 g
Fr. Foeniculi (Xiaohuixiang) .... 2 g
Resina Olibani (Ruxiang) .... 3 g
Myrrha (Moyao) .... 3 g
Hb. Taraxaci (Pugongying) .... 3 g

Westliche Kräuter

Hirtentäschel (Herba Bursae pastoris) .... 7 g
Rosskastanie (Sm. + Ctx. Hippocastani) .... 7 g
Schafgarbe (Herba Millefolii) .... 4 g
Rhabarber (Radix et Rhizoma Rhei) .... 3 g
Bärentraubenblätter (Folium Uvae ursi) .... 5 g
Heidekraut (Calluna vulgaris) .... 5 g

Akupunkturpunkte

Tonisieren (Bu Fa): Ren 4 (Guanyuan), Ren 6 (Qihai).
Sedieren (Xie Fa): Gb 34 (Yanglingquan), Le 3 (Taichong), Mi 10 (Xuehai), Ren 3 (Zhongji), Mi 6 (Sanyinjiao), Mi 9 (Yinlingquan).

2. PROSTATITIS auf Grund einer Feuchte-Hitze im Unteren Erwärmer

Hauptsymptome
Schmerzen beim Urinieren, verstärkter Harndrang, häufiges Wasserlassen mit einem brennenden Gefühl, der Urin kann trüb sein; Schmerzen (im Perineum, in der lumbosakralen Region und im Bereich des Hodens), im Prostatasekret befinden sich Leukozyten, Schweregefühl im Unterbauch.

Zunge
Zungenkörper: rot.
Zungenbelag: feucht und gelb im Bereich der Zungenwurzel.

Puls
gleitend (hua) und schnell (shuo).

THERAPIE

Ernährungsempfehlungen
Empfehlungen: bitterkalte Kräuter und Salate (speziell Chicoree und Endivien), Reis, Hirse, Gerste; wenn Fleisch, dann weißes Fleisch (Geflügel, Fisch); grüner Tee, Pfefferminztee, Artischocken. Zu meiden: Käse, fette Milchprodukte, scharfer Gewürze wie Zwiebel, Knoblauch, Ingwer, Pfeffer, Chili, usw., Paniertes, Gegrilltes, Schweinefleisch, Wurst, Alkohol, die Kombination süß-scharf, wie z.B. Mon Cheri, Rumkugeln, Liköre, etc.

Chinesische Kräuter

Ctx. Phellodendri (Huangbai) .... 5 g
Rhz. Alismatis (Zexie) .... 8 g
Talcum (Huashi) .... 6 g
Rhz. Atractylodis Macrocephalae (Baizhu) .... 8 g
Sm. Plantaginis (Cheqianzi) .... 8 g
Rhz. Dioscoreae (Shanyao) .... 5 g
Hb. Taraxaci (Pugongying) .... 5 g
Poria Cocos (Fuling) .... 10 g
Fr. Gardeniae (Zhizi) .... 4 g
Fr. Meliae Toosendan (Chuanlianzi) .... 4 g
Rdx. Glycyrrhizae (Gancao) .... 2 g

Westliche Kräuter

Blasentang (Fucus vesiculosus) .... 8 g
Bärentraubenblätter (Folium Uvae ursi) .... 6 g
Goldrute (Herba Solidaginis virgaureae) .... 8 g
Benediktinerkraut (Herba Cardui Benedicti) .... 4 g

Akupunkturpunkte

Sedieren (Xie Fa): Gb 34 (Yanglingquan), Le 3 (Taichong), Mi 9 (Yinlingquan), Mi 6 (Sanyinjiao), Le 5 (Ligou).
Neutral: Ren 2 (Qugu), Bl 28 (Pangguangshu), Bl 22 (Sanjiaoshu).

3. PROSTATITIS auf Grund eines Nieren-Qi-Mangel

Hauptsymptome
Oft entwickeln sich die folgenden Symptome nach lange bestehenden Erkrankungen. Betroffene Patienten sind geschwächt und müde, haben Rückenschmerzen, Schmerzen in der Lumbalregion, Schlafprobleme, Libidomangel und sind ängstlich.

THERAPIE

Ernäherungsempfehlungen
Empfehlungen: drei Mal täglich gekochte Mahlzeiten. An Stelle von Süßigkeiten: Trockenfrüchte, Samen und Nüsse, Honig, Ahornsirup, Gerstenmalz; Fleisch (Rindfleisch, Geflügel) und Fisch, lange Zeit gekochte Suppen mit Knochenmark; Wurzelgemüse, Maroni, etc.

Zu meiden: Kaffee, Rohkost, Yoghurt, Südfrüchte, Tiefkühlkost; Nahrungsmittel, die in einem Mikrowellenherd zubereitet werden; raffinierter Zucker.

Chinesische Kräuter
Hb. Epimedii (Yinyanghuo) . . . . .8 g
Rhz. Dioscoreae (Shanyao) . . . . .7 g
Rhz. Curculiginis (Xianmao) . . . . .3 g
Ctx. Phellodendri (Huangbai) . . . . .3 g
Rdx. Angelicae sinensis (Danggui) . . . . .5 g
Fr. Corni (Shanzhuyu) . . . . .5 g
Ctx. Eucommiae (Duzhong) . . . . .8 g
Hb. Cistanches (Roucongrong) . . . . .3 g
Rhz. Morindae officinalis (Bajitian) . . . . .5 g
Ctx. Cinnamomi (Rougui) . . . . .2 g

Westliche Kräuter
Mariendistelsamen (Fructus Cardui mariae) .... 8 g
Mönchspfeffer (Fr. Agni Castus)......................... 5 g
Hirtentäschel (Herba Bursae pastoris).................... 7 g
Mistelblätter (Herba Visci) .... 8 g
Weißdornblüten (Flos Crataegi)........................... 5 g
Johanniskraut (Herba Hyperici)........................... 4 g
Bärentraubenblätter (Folium Uvae ursi) .... 4 g

Akupunkturpunkte
Tonisieren (Bu Fa): Ren 2 (Qugu), Bl 28 (Pangguangshu), Ni 10 (Yingu), Bl 23 (Shenshu), Bl 20 (Pishu), Ren 6 (Qihai).

4. PROSTATITIS auf Grund eines Nieren-Yin-Mangels

Hauptsymptome
Ein Patient mit einem Yin-Mangel «will, aber kann nicht», (Patienten mit einem Yang Mangel «wollen nicht und können nicht»), Schmerzen im Bereich der Knie und Lendenwirbelsäule mit Verbesserung in Ruhe und Verschlechterung durch Belastung, Drehschwindel, Ein- und Durchschlafprobleme, lebhafte und erotische Träume, Spermatorrhö (nächtliche Samenergüsse), lebhafte sexuelle Phantasien, häufige Erektionen des Penis, Durst, Hitze der «fünf Herzen», Nachtschweiß, Rötung im Bereich der Wangen, Hitzeunverträglichkeit, subfebrile Temperatur (vor allem am Nachmittag), Trockenheit der Schleimhäute; wenig, dunkelgelber Urin; Neigung zu Obstipation (Verstopfung), Tinnitus (Ohrensausen), Schwerhörigkeit, Ejaculatio praecox (Frühzeitige Samenergüsse).

Zunge
Zungenkörper: rot, schmal, möglicherweise rissig.
Zungenbelag: fehlend.

Puls
schnell (shuo), oberflächlich (fu), leer (xu).

THERAPIE

Ernährungsempfehlungen
Empfehlungen: yinige Nahrungsmittel yangig zubereitet, (d.h. Gemüse gekocht, gedünstet, blanchiert, usw.), Fisch, Rindfleisch, Samen, Nüsse, Austern, Sojaprodukte, etc.

Zu meiden: scharfer Geschmack, Kaffee, scharfer Alkohol.

Chinesische Kräuter

Rdx. Rehmanniae praeparata (Shudihuang) . . . . 9 g
Rhz. Alismatis (Zexie) . . . . 5 g
Rhz. Dioscoreae (Shanyao) . . . . 7 g
Fr. Corni (Shanzhuyu) . . . . 5 g
Rhz. Anemarrhenae (Zhimu) . . . . 4 g
Poria Cocos (Fuling) . . . . 7 g
Ctx. Moutan (Mudanpi) . . . . 5 g
Ctx. Phellodendri (Huangbai) . . . . 3 g
Sm. Plantaginis (Cheqianzi) . . . . 3 g
Rdx. Achyranthis bidentatae (Huainiuxi) . . . . 5 g
Rdx. Saposhnikoviae (Fangfeng) . . . . 4 g

Westliche Kräuter

Hopfen (Strobulus Lupuli) . . . . 3 g
Johanniskraut (Herba Hyperici) . . . . 5 g
Mistelblätter (Herba Visci) . . . . 5 g
Ockergelber Hohlzahn (Herba Galeopsis) . . . . 5 g
Weißdornblüten (Flos Crataegi) . . . . 7 g
Mariendistelsamen (Fructus Cardui mariae) . . . . 5 g

Akupunkturpunkte

Tonisieren (Bu Fa): Bl 23 (Shenshu), Ni 3 (Taixi), Ni 7 (Fuliu), He 6 (Yinxi), Ni 6 (Zhaohai), Ren 4 (Guanyuan).
Sedieren (Xie Fa): Le 3 (Taichong), He 5 (Tongli).

5. PROSTATITIS auf Grund einer Nieren-Yang-Mangels

Hauptsymptome

Ein Patient mit einem Yang Mangel «will und kann nicht», Spermatorrhö (nächtliche Samenergüsse), Impotenz, häufiges Wasserlassen, Schwindel, kalte Extremitäten, Kälteaversion, Schwäche, Kältegefühl und Schmerzen in der LWS- und Knieregion, Besserung der Symptome durch Wärme; Antriebsmangel, Müdigkeit, Tinnitus (Ohrensausen), mangelnde Willenskraft, Schwerhörigkeit; reichlich klarer Urin oder Harninkontinenz, Ödeme, Durchfall am Vormittag (charakteristisch mit Resten unverdauter Nahrungsmittel), Sterilität (Unfruchtbarkeit).

Zunge

Zungenkörper: blass, zu breit (je breiter die Zunge, desto mehr Feuchtigkeit besteht im Körper. Je dicker die Zunge, desto mehr Schleim besteht im Körper). Ohne Tonus.
Zungenbelag: eventuell dünn, weiß, feucht.

Puls

tief (chen), schwach (ruo) und langsam (chi).

THERAPIE

Ernährungsempfehlungen

Empfehlungen: drei Mal täglich gekochte Mahlzeiten, viele Gewürze bei der Zubereitung der Speisen verwenden, mit Rotwein kochen; Fleisch wie Rindfleisch, Lammfleisch, Huhn; Maroni, Backrohrkartoffeln mit Kümmel.

Zu vermeiden: Rohkost, grüner Tee, Salate, Südfrüchte, Pfefferminztee, etc.

Chinesische Kräuter

Rdx. Astragalus (Huangqi) . . . . 9 g
Rdx. Rehmanniae praeparata (Shudihuang) . . . . 3 g
Os Draconis (Longgu) . . . . 5 g
Concha Ostreae (Muli) . . . . 5 g
Fr. Corni (Shanzhuyu) . . . . 3 g
Fr. Lycii (Gouqizi) . . . . 3 g
Rdx. Achyranthis bidentata (Huainiuxi) . . . . 3 g
Ctx. Eucommiae (Duzhong) . . . . 8 g
Sm. Cuscutae (Tusizi) . . . . 6 g
Rdx. Aconiti praeparata (Fuzi) . . . . 2 g
Ctx. Cinnamomi (Rougui) . . . . 3 g
Colla Cornu Cervi (Lujiaojiao) . . . . 3 g

Westliche Kräuter

Dillsamen (Semen Anethi) . . . . 8 g
Fenchel (Fructus Foeniculi) . . . . 4 g
Getrockneter Ingwer (Rhizoma Zingiberis Officinalis) . . . . . 3 g
Kümmel (Carum carvi) . . . . 4 g
Nelken (Flos Caryophylli) . . . . 3 g
Rosmarin (Folium Rosmarini) . . . . 5 g
Sternanis (Fructus Anis stellati) . . . . 3 g
Wacholderbeeren (Fructus Juniperi) . . . . 5 g
Zimtrinde (Cortex Cinnamomi) . . . . 2 g
Bärentraubenblätter (Folium Uvae ursi) . . . . 4 g
Goldrute (Herba Solidaginis virgaureae) . . . . 4 g

Akupunkturpunkte

Tonisieren (Bu Fa) und Moxibustion: Ren 4 (Guanyuan), Du Mai 4 (Mingmen), Ren 6 (Qihai), Ni 3 (Taixi), Bl 23 (Shenshu), Bl 52 (Zhishi), Ni 7 (Fuliu).

UTERUSMYOM

Myom in der Gebärmutter

Der folgende Fall hat sich vor längerer Zeit ereignet. Glücklicherweise geht es der Patientin in der Zwischenzeit wieder gut. Als die Dame zur ersten Behandlung kommt, verrät ihr Verhalten viel über ihren körperlichen und emotionalen Zustand: Erst betätigt sie die Glocke lange und energisch, danach betritt sie, ohne eine Reaktion abzuwarten, den Behandlungsraum. (Dabei nimmt sie nicht zur Kenntnis, dass sich ein anderer Patient in diesem Raum befindet.)
Ohne aufgefordert zu werden, packt sie MRT-Bilder aus und fragt, ob ihr bei ihrem Hauptproblem, Myomen in der Gebärmutter, geholfen werden kann.
Aufgrund dieses Verhaltens kann als Arbeitshypothese folgende Diagnose gestellt werden:
Leber-Qi-Stagnation, aufsteigendes Gallen-Yang mit einer Qi- und Blut-Stagnation im Unteren Erwärmer.
Im anschließenden Anamnesegespräch berichtet die Dame von 2 Myomen. Eines weist einen Durchmesser von 3 cm, das andere von 4,5 cm auf.
Die beiden Myome seien vor drei Jahren durch eine Ultraschalluntersuchung diagnostiziert worden. Seit damals nimmt die Patientin Hormonpräparate ein. Diese haben jedoch zu keiner Verkleinerung der Myome geführt.

Eine Kopfschmerzsymptomatik, unter der sie regelmäßig in der Zeit vor der Menstruation gelitten hat, sei durch die Einnahme der Hormontabletten besser geworden. Sie berichtet, dass ihre Kopfschmerzen seit ihrem 17. Lebensjahr bestanden haben. Nun sei sie 20 Jahre älter.
Die Dame wirkt emotional angespannt. Ihre Stimme klingt gepresst und heiser. Die Lippen sind leicht zyanotisch. Sie verbreitet eine angespannte Atmosphäre im Raum.
Bei einer ausführlichen Befragung über die Qualität ihrer Menstruationsblutung berichtet sie, dass diskrete Kopfschmerzen zwei Tage vor Beginn der Menstruation auftreten. Diese klingen erst am zweiten Tag der Blutung langsam aus. Das Blut sei klumpig und rot, mit einem Stich ins bläuliche.
Schmerzen habe sie zur Zeit der Menstruation sowohl im Unterleib, als auch im Bereich der Brust. Brustknoten seien jedoch keine festgestellt worden.
Nach der Menstruation fühle sie sich erleichtert und entspannt. In der letzten Woche vor jeder Menstruation nehme sie ein oder zwei Kilogramm an Körpergewicht zu. Diese aufgestaute Flüssigkeit sei nach dem Ende der Menstruationsblutung wieder verschwunden. Zusätzlich klagt sie über Verstopfung, die jedoch auch manchmal in Durchfall übergehe.
Die soziale Anamnese: sie ist verheiratet und hat zwei kleine Kinder im Alter von 3 und 5 Jahren. Weil sie sich den Kindern uneingeschränkt widmen möchte, übe sie keinen Beruf aus.
Bei näherer Befragung gibt die Dame an, dass ihre Familienverhältnisse mehr oder weniger katastrophal seien und sie mit ihrem Mann eine Art Rosenkrieg führe. Der einzige Grund, warum sie ihren Mann noch nicht verlassen habe, seien die Kinder.

Zunge

Farbe des Zungenkörpers: zyanotisch, der Bereich der Zungenspitze ist auffallend gerötet.
Form des Zungenkörpers: Ränder geschwollen, angedeuteter Riss im Herzbereich.
Zungenbelag: keine Auffälligkeiten.

Puls

Im Bereich des Unteren Erwärmers: rau (se) und gespannt (xian).
Im Bereich der Gallenblase: voll (shi) und schnell (shuo).
Im Bereich des Herzens: schnell (shuo), oberflächlich (fu) und gespannt (xian).

Anmerkung:
(über die Pulsdiagnostik bei Frauen):

Entsprechend den zyklischen Veränderungen einer Frau verändert sich die Qualität des Pulses einer Frau in regelmäßigen Zyklen. So lehren uns die alten Klassiker, dass vor dem Einsetzen der Menstruation Blut und Qi dazu neigen, sich diskret, aber doch, zu stauen.
Dies erklärt, warum häufig ein gespannter (xian) Pulscharakter in der Zeit vor Beginn der Menstruation anzutreffen ist. Diese Pulsqualität kann vor allem an den Taststellen, die der Leber und den Nieren zugeordnet sind, gefunden werden. Diese Organe sind laut TCM für den Zyklus einer Frau von entscheidender Bedeutung.
Bei Beginn der Menstruationsblutung lässt die beschriebene Leber-Qi-Stagnation nach.
Der Blutverlust durch die Menstruation spiegelt sich in einem dünnen (xi) Puls nach der Monatsblutung wider.
Ein gespannter (xian) Puls kann dementsprechend, je nach Zyklusphase, unterschiedlich interpretiert werden:
Während ein gespannter (xian) Puls in den Tagen vor einer Menstruationsblutung als nahezu normal anzusehen ist (obwohl keine Frau einen gespannten (xian) Puls und auch keine Menstruationsbeschwerden haben sollte), ist der beschriebene Puls nach Beendigung der Blutung ein Zeichen einer schwerwiegenden Stagnation. Der Puls sollte in dieser Zyklusphase einen eher dünnen (xi) Charakter aufweisen.
Um Bob Flaws zu zitieren: «wenn man die Menstruation einer Frau kennt, so kennt man die ganze Frau».

Anmerkung:
(über den Zeitpunkt der Menstruationsblutung):

Normal bzw. optimal ist es, wenn der Eisprung zur Zeit des Vollmondes stattfindet. Dementsprechend sollte die Menstruationsblutung zur Zeit des Neumondes einsetzen.
Mit anderen Worten:
Die Gebärmutterschleimhaut sollte bei zunehmendem Mond zunehmen und bei abnehmendem Mond abnehmen. Als Grund, weshalb in unseren Breiten relativ häufig das Gegenteil der Fall ist, geben die alten Meister eine Schwäche des Nieren Yang an.

DIAGNOSEN

Wie oben angedeutet:
Qi- und Blut-Stagnation im Unteren Erwärmer
Leber-Qi-Stagnation mit minimal aufsteigendem Leber-Yang

Anmerkung:
(über den Klang der Stimme):
Eine hohe Stimme spricht für eine Schwäche des Nieren-Yang, eine tiefe für ein starkes Nieren-Yang.
Chronische Heiserkeit kann ein Hinweis für zwei energetische Zustände sein:
1. Leber-Qi-Stagnation
2. Nieren-Yin-Mangel

Bei einer Leber-Qi-Stagnation entspricht die Heiserkeit dem chinesischen Begriff des «Pflaumenkerngefühls», das in emotional belastenden Situationen auftritt. Bei einem Nieren-Yin-Mangel besteht die Heiserkeit lange Zeit. Durch zu langes Sprechen wird die Heiserkeit verstärkt. Menschen mit einem Nieren-Yin-Mangel neigen zu chronischen Stimmbandentzündungen und wissen um ihre Schwachstelle im Halsbereich.
Welche weiteren Informationen können durch die Analyse der Stimme gewonnen werden?

Menschen mit einer Herz-Feuer-Symptomatik reden schnell und viel.
Menschen mit einem gut ausgeprägtem Qi besitzen eine voluminöse, kräftige Stimme.
Menschen die unter einem Qi-Mangel leiden, haben eine leise Stimme. Menschen, die zu müde zum Sprechen sind, leiden unter einem Herz Qi Mangel. Menschen, die ähnlich den Herz-Feuer-Patienten viel und schnell reden, dann jedoch erschöpft Pausen einlegen müssen, leiden unter einer Leere-Hitze Symptomatik.

Zur Befragung der Patienten:
Große Bedeutung hat die Frage, wie das Befinden der Frauen nach Beendigung der monatlichen Blutung ist.
Insgesamt gibt es drei Möglichkeiten:

1. Betroffene Frauen nehmen keine Veränderung ihres Zustandsbildes wahr.
2. Sie fühlen sich entspannt und kräftig.
3. Unsere Patientinnen sind nach jeder Blutung geschwächt, ausgelaugt, haben Rückenschmerzen usw.

Im ersten Fall ist der energetische Zustand einer Patientin ausgeglichen.
Fühlen sich Frauen nach Beendigung ihrer Menstruationsblutung entspannt und kräftig, so lässt dies den Schluss zu, dass die Symptome einer Fülle oder einer Leber-Qi-Stagnation überwiegen. Die Leber-Qi-Stagnation wird durch die Menstruation vermindert. Dies hat zur Folge, dass es den Frauen nach Beendigung der Menstruation besser geht.
Überwiegt jedoch ein Qi- und Blut-Mangel, so wird dieser durch die monatliche Blutung verstärkt. Betroffene Frauen fühlen sich durch den Blutverlust geschwächt, ausgelaugt, entwickeln Kreislaufprobleme, Rückenschmerzen etc.

THERAPIE

Für die Therapie gynäkologischer Probleme empfielt sich folgende Vorgehensweisen:
Die Therapie wird an die Zyklusphase der Frau angepasst:
In der Zeit vom Ende der Blutung bis zum Eisprung werden Patientinnen tonisiert behandelt, d.h. es werden Qi und Blut tonisiert.
In der Phase nach dem Eisprung, im Speziellen die letzten 7 Tage vor der Menstruationsblutung, wird sedierend vorgegangen bzw. werden Stagnationen aufgelöst.
Diese Vorgangsweise ist aufwendig, da zwei verschiedene Therapieverfahren zur Anwendung kommen. Doch die Nebenwirkungsrate wird durch diese Vorgangsweise reduziert. Erzielte Ergebnisse sprechen für sich.

Jede andere Vorgangsweise würde Nachteile mit sich bringen:
Wenn beispielsweise in der ersten Zyklusphase (der Phase vom Ende der Blutung bis zum Beginn des Eisprunges) sedierend und stagnationslösend vorgegangen werden würde, hätte dies zur Folge, dass man Patientinnen schwächen würde. Wenn in der zweiten Zyklusphase (der Zeit nach dem Eisprung bis zum Einsetzen der Menstruationsblutung) zu stark tonisierend vorgegangen werden würde, so hätte dies zur Folge, dass ein bereits bestehender Qi- und Blut-Stagnation verstärkt werden würde. Dies würde das Befinden unserer Patientinnen einschränken und möglicherweise die Symptome verstärken.

Die Therapie der oben beschriebenen Patientin wird aus den genannten Gründen den Zyklusphasen angepasst.

Chinesische Kräuter
1. Zyklusphase:

Rdx. Bupleuri (Chaihu) ....2 g
Rdx. Paeoniae alba (Baishao) ....4 g
Fr. Aurantii immaturus (Zhishi) ....5 g
Rdx. Glycyrrhizae (Gancao) ....3 g
Rdx. Ligustici (Chuanxiong) ....4 g
Rhz. Cyperi (Xiangfu) ....4 g
Fr. Gardeniae (Zhizi) ....2 g
Rdx. Salviae Miltiorrhizae (Danshen) ....5 g
Rhz. Sparganii (Sanleng) ....3 g
Rhz. Curcumae Zedoariae (Ezhu) ....3 g

In der Woche, die der Menstruationsblutung vorausgeht, werden die Dosierungen folgender Kräuter auf insgesamt folgende Menge erhöht:

Rdx. Bupleuri (Chaihu) ....5 g
Rdx. Paeoniae alba (Baishao) ....6 g
Fr. Gardeniae (Zhizi) ....3 g
Rhz. Sparganii (Sanleng) ....5 g
Rhz. Curcumae Zedoariae (Ezhu) ....5 g

zusätzlich wird in dieser Zeit beigefügt:

Sm. Persicae (Taoren)....................................4 g

Westliche Kräuter
In der ersten Zyklusphase:

Frauenmantel (Herba Alchemillae).........................4 g
Schafgarbe (Herba Millefolii) ....5 g
Wacholderbeeren (Fructus Juniperi) ....5 g
Hamamelis (Hamamelis virg.) ....4 g
Rosmarin (Folium Rosmarini) ....3 g

In der zweiten Zyklusphase werden lediglich zwei Kräuter verabreicht:

Frauenmantel (Herba Alchemillae)........................8 g
Schafgarbe (Herba Millefolii)............................8 g

Akupunkturpunkte
Die ersten 14 Tage tonisieren (Bu Fa):
Ni 3 (Taixi), Mi 10 (Xuehai), Le 5 (Ligou).

Die zweiten 14 Tage sedieren (Xie Fa):
Le 3 (Taichong), Gb 34 (Yanglingquan), Mi 9 (Yinlingquan), Mi 10 (Xuehai).

Die Therapie wurde regelmäßig an das Befinden der Frau angepasst. Wiederholt hat sie unter prämenstruellen Beschwerden gelitten. Bis zu dem, durch eine Ultraschalluntersuchung, gesicherten Verschwinden der Myome, hat die Therapie zwei Jahre in Anspruch genommen.
Eines Tages ist folgendes vorgefallen: Die Dame wartete vor der Tür (nichts Neues, da sie regelmäßig zu früh eintraf) und ein Strahlen befand sich auf ihrem Gesicht. Sie war frisch verliebt! Dies hat dazu geführt, dass die Menstruationsbeschwerden verschwanden ...

DIFFERENTIALDIAGNOSEN DER MYOME:

1. Qi- und Blut-Stagnation
2. Leber-Qi-Stagnation
3. Feuchte-Hitze im Unteren Erwärmer

1. MYOME
auf Grund einer Qi- und Blut-Stagnation

Hauptsymptome
Myome in der Gebärmutter, stechende Schmerzen zur Zeit der Menstruation, prämenstruelle Spannungen, unregelmäßige Menstruation mit klumpigem Blut, Schmerzen in der Lumbalregion, Verspannungen, Neigung zu Verstopfung.

Zunge
Zungenkörper: dunkelviolett, mit roten Papillen.
Zungenbelag: keine Auffälligkeiten.

Puls
tief (chen), rau (se).

THERAPIE

Chinesische Kräuter
JIA WEI GUI ZHI FU LING WAN
Ramulus Cinnamomi (Guizhi) . . . . 3 g
Sm. Persicae (Taoren) . . . . 5 g
Rdx. Paeoniae alba (Baishao) . . . . 5 g
Ctx. Moutan (Mudanpi) . . . . 5 g
Sm. Vaccariae segetalis (Wangbuliuxing) . . . . 4 g
Hb. Sagassii (Haizao) . . . . 4 g
Poria Cocos (Fuling) . . . . 8 g
Rdx. Angelicae sinensis (Danggui) . . . . 6 g
Rdx. Bupleuri (Chaihu) . . . . 2 g
Rdx. Salviae Miltiorrhizae (Danshen) . . . . 3 g
Rhz. Curcumae (Yujin) . . . . 3 g
Concha Ostrae (Muli) . . . . 8 g

Westliche Kräuter

Frauenmantel (Herba Alchemillae) . . . . 5 g
Hirtentäschel (Herba Bursae pastoris) . . . . 8 g
Rote Pfingstrosenwurzel (Radix Paeonia rubra) . . . . 5 g
Ringelblume ((Flos Calendulae). . . . . 5 g
Rosskastanie (Semen + Cortex Hippocastani) . . . . 8 g
Klettenlabkraut (Galium aparine) . . . . 8 g
Eisenkraut (Herba Verbenae) . . . . 6 g
Johanniskraut (Herba Hyperici). . . . . 5 g

Akupunkturpunkte

Tonisieren (Bu Fa): Ren 6 (Qihai), Mi 6 (Sanyinjiao), Mi 10 (Xuehai).
Neutral: Ren 14 (Juque), Ni 13 (Qixe).
Sedieren (Xie Fa): Gb 34 (Yanglingquan).

2. MYOME
auf Grund einer Leber-Qi-Stagnation

Hauptsymptome
Kopfschmerzen im Schläfenbereich, Spannungen im Bereich des Nackens und des Kopfes, emotionale Anspannung, Reizbarkeit, Neigung zu Wutausbrüchen, Schmerzen unter dem Rippenbogen und im Bereich des unteren Abdomen, Augenprobleme, Völlegefühl nach dem Essen, unregelmäßige Menstruation, Schmierblutungen, klumpiges Blut während der Menstruation, Verbesserung des Befindens der Patientinnen nach der Menstruation.

Zunge
Zungenkörper: dunkelviolett.
Zungenbelag: keine Auffälligkeiten.

Puls
gespannt (xian), voll (shi).

THERAPIE

Chinesische Kräuter
JIA WEI CHAI HU SHU GAN TANG
Rdx. Bupleuri (Chaihu) . . . . 3 g
Rdx. Paeoniae alba (Baishao) . . . . 5 g
Fr. Aurantii Immaturus (Zhishi) . . . . 8 g
Rdx. Glycyrrhizae (Gancao). . . . . 2 g
Rdx. Ligustici (Chuanxiong) . . . . 4 g
Rhz. Cyperi (Xiangfu) . . . . 3 g
Ctx. Moutan (Mudanpi) . . . . 4 g
Fr. Gardeniae (Zhizi) . . . . 3 g
Pericarpum Citri reticulatae (Chenpi) . . . . 7 g
Rdx. Salviae Miltiorrhizae (Danshen) . . . . 4 g
Sm. Vaccariae segetalis (Wangbuliuxing). . . . . 3 g
Pericarpium Citri reticulatae viride (Qingpi) . . . . 7 g

Westliche Kräuter

Hirtentäschel (Herba Bursae pastoris) ....6 g
Ringelblume (Flos Calendulae) ....5 g
Frauenmantel (Herba Alchemillae)..........................5 g
Pfefferminze (Herba Menthae piperitae)....................3 g
Eisenkraut (Herba Verbenae) ....5 g
Passionsblüten (Herba Passiflorae)........................5 g
Rose (Flos Rosae)...5 g

Akupunkturpunkte

Sedieren (Xie Fa): Le 3 (Taichong) , Gb 34 (Yanglingquan).
Neutral: Bl 17(Geshu), Ren 3 (Zhongji), Ren Mai 4 (Guanyuan), Ren 6 (Qihai).

3. MYOME auf Grund einer Feuchte-Hitze im Unteren Erwärmer

Hauptsymptome
Gelber, zähflüssiger Ausfluss. Dieser weist einen intensiven Geruch auf. Übelriechende Stühle, Rückenschmerzen mit einem Gefühl der Schwere, möglicherweise Fieber, geschwollene Beine.

Zunge
Farbe des Zungenkörpers: rot.
Form des Zungenkörpers: breit.
Zungenbelag: gelb, feucht.

Puls
schnell (shuo) und gleitend (hua).

THERAPIE

Chinesische Kräuter
Flos Lonicera (Jinyinhua) ....5 g
Fr. Forsythiae (Lianqiao) ....5 g
Caulis Sargentodoxae cuneatae (Hongteng) ....3 g
Hb. Patriniae heterophyllae (Baijiangcao)................3 g
Sm. Coicis (Yiyiren) ....6 g
Ctx. Moutan (Mudanpi)...............................3 g
Rdx. Paeoniae alba (Baishao) ....5 g
Fr. Gardeniae (Zhizi) ....3 g
Sm. Persiciae (Taoren)...............................5 g
Rhz. Corydalis (Yanhusuo) ....3 g
Resina Myrrhae (Moyao) ....2 g

Westliche Kräuter
Bärentraubenblätter (Folium Uvae ursi) .... 6 g
Goldrute (Herba Solidaginis virgaureae) .... 8 g
Frauenmantel (Herba Alchemillae) .... 4 g
Schafgarbe (Herba Millefolii) .... 5 g
Wacholderbeeren (Fructus Juniperi) .... 5 g
Rosmarin (Folium Rosmarini) .... 3 g

Akupunkturpunkte
Tonisieren (Bu Fa): Ma 40 (Fenglong), Ma 36 (Zusanli), Mi 6 (Sanyinjiao), Ren 4 (Guanyuan).
Sedieren (Xie Fa): Le 8 (Ququan), Le 5 (Ligou), Mi 9 (Yinlingquan).

Anmerkung
(über Zysten und Myome aus Sicht der TCM):
Myome entstehen aus einer Kombination einer Leber-Qi-Stagnation in Verbindung mit Hitze.
Zysten entstehen eher aus einer Leber Qi- Stagnation in Verbindung mit Kälte.
Daraus folgt, das die Therapie bei Patientinnen mit Myomen eher kühlend und bewegend sein sollte, während bei Patientinnen mit Zysten hauptsächlich bewegend und wärmend vorgegangen werden sollte.
Gegen Zysten sind folgende westliche Kräuter indiziert:
- Kardamom (Fructus Cardamomi),
- Koriander (Fructus Coriandrum sativum),
- Fenchel (Fructus Foeniculi)
- Zusätzlich sollten Moxibustionen durchgeführt werden.

Anmerkung
über die «Pille» und Spirale als Antikonzeptionsmethode (Empfängnisverhütungsmethode) aus Sicht der TCM:

Die «Pille»
enthält im Normalfall sowohl Östrogen als auch Gestagen. Östrogen kann als ein Yin-Tonic und Gestagen ist als ein Yang-Tonic angesehen werden. Je nach überwiegendem Hormonanteil

sind die Auswirkungen auf den Organismus der Frauen unterschiedlich:
Bei Patientinnen, die unter einem Nieren-Yin-Mangel leiden, sind die Auswirkungen einer Pilleneinnahme nicht negativ. Ein niedrig dosiertes Östrogenpräparat kann für diese Frauen als ein von außen zugeführtes Yin-Tonic angesehen werden.
Patientinnen mit einem Nieren-Yin-Mangel vertragen die «Pille» (mit einem niedrigen Östrogenanteil) im Allgemeinen gut.
Anders liegen die Verhältnisse bei Frauen, bei denen ein Nieren-Yang-Mangel als Hauptbeschwerdebild vorliegt. Bekommen diese Frauen ein östrogenhältiges Präparat verschrieben, werden sie mit Nebenwirkungen konfrontiert werden. Durch die zusätzliche Reduzierung des Yang-Qi (durch den Östrogenanteil der Pille) resultiert häufig eine Zunahme des Körpergewichtes. Flüssigkeit sammelt sich im Körper an. Zusätzlich kommt es zu einer Abnahme der Libido.
Rein theoretisch gibt es für jede Frau eine mögliche Pille. Die Schwierigkeit besteht darin, das richtige Verhältnis und die richtige Dosierung der Hormone herauszufinden.

Die Spirale:
Auch eine Spirale kann nicht allen Frauen als Verhütungsmethode empfohlen werden. Warum? Bei Spiralen handelt es sich um Fremdkörper, die in der Gebärmutter platziert werden.
Wenn diese in den Körper eingesetzt wird, führt dies möglicherweise zu einer Stagnation im Bereich des Unteren Erwärmers.
Das Zentralgefäß (Zhong Mai) hat seinen Ursprung in der Gebärmutter. Wenn nun Frauen eine Spirale eingesetzt bekommen, kann dies zu lokalen Qi- und Blut-Stagnationen führen. Zysten und Myome im Unterleib sind eine mögliche Folge.
Wem kann eine Spirale als Verhütungsmethode empfohlen werden? Nur Patientinnen, die im Bereich der Leber und des Unteren Erwärmers keine Stauungen aufweisen. Diese Stauungen werden durch raue (se) oder gespannte (xian) Pulsqualitäten repräsentiert. Wenn vor dem Einsetzen einer Spirale eine Stagnation in diesen Bereichen besteht, ist es nur eine Frage der Zeit, bis sich Zysten entwickeln.

Falls Frauen uns mit der Frage konfrontieren, ob ihre Spirale vor Ablauf der empfohlenen Verweildauer innerhalb der Gebärmutter entfernt werden soll oder nicht, kann man die Entscheidung von der Qualität des Pulses abhängig machen:
Weist der Puls keine Hinweise auf eine Stagnation auf (rauer (se) oder gespannter (xian) Puls), so können wir den Patientinnen mit ruhigem Gewissen mitteilen, dass die Spirale zur Zeit keine Probleme verursacht. Ist jedoch ein rauer (se) oder gespannter (xian) Puls zu palpieren, so ist es empfehlenswert (wenn alternative Methoden zur Verhütung vorliegen), die Spirale entfernen zu lassen.
Bei solchen Entscheidungen ist es Aufgabe von Ärzten, die Patientinnen zu beraten und betreuen. Es gibt wie so oft kein Richtig und kein Falsch. Was für eine Frau als richtige Entscheidung gilt, kann für eine andere Frau absolut falsch sein. Wichtig ist, das die mündigen Patientinnen nach Abwägung aller Vor- und Nachteile selber ihre Entscheidung treffen und sich mit der Entscheidung wohl fühlen.

Anmerkung über die acht Wundergefäße:
An dieser Stelle einige Erläuterungen über das Zentralgefäß (Zhong Mai) sowie die weiteren sieben Wundergefäße.
Die acht Wundergefäße liegen tief im Körper verborgen und sind die zentralsten Gefäße des Körpers. Im Verhältnis dazu liegen die Meridiane, mit denen in der Akupunktur gearbeitet wird, oberflächlicher. Interessant ist in diesem Zusammenhang die embryonale Entwicklung des Körpers: Das Zentralgefäß (Zhong Mai) ist das erste Gefäß des Körpers, das sich bildet.
Zum Zeitpunkt der Zeugung verschmelzen die weiße Substanz des Vaters mit der roten Substanz der Mutter. Daraus wird eine homogene Masse gebildet. Diese Masse nimmt an Volumen zu, beginnt sich zu teilen und fliest in zwei Richtungen: nach oben und unten – das Zentralgefäß bildet sich!
Somit ist das Zentralgefäß das erste existierende Gefäß unseres Körpers. Es hat seine Basis im Bereich der Gebärmutter (bei Männern im Bereich der Prostata) und endet im Scheitelbereich. Nachdem sich das Zentralgefäß gebildet hat, geht die Entwicklung

weiter: Das Zentralgefäß teilt sich in einen vorderen (Ren- Mai-Konzeptionsgefäß) und einen hinteren (Du-Mai-Lenkergefäß) Abschnitt.
Darauf folgt die Entwicklung der restlichen fünf Wundergefäße. Diese heißen: Yin Wei Mai, Yang Wei Mai, Yin Qiao Mai, Yang Qiao Mai, und Dai Mai.
Nachdem die aufgelisteten Wundergefäße entstanden sind, beginnen sich die in der Akupunktur verwendeten Meridiane zu bilden. Dies erklärt die Bedeutung und Wirkungsweise der Akupunkturpunkte, die den Wundergefäßen zugeordnet werden.
Die Wundergefäßen haben die Aufgabe, das Jing, unsere Substanz, zu speichern.
Das Zentralgefäß (Zhong Mai) ist bei Frauen monatlichen, zyklischen Veränderungen unterworfen: In der ersten Phase, die am Ende der Menstruationsblutung beginnt und bis zum Eisprung dauert, ist die Energieflussrichtung noch oben gerichtet. Nach dem Eisprung dreht sich die Energieflussrichtung innerhalb des Zentralgefäßes (Zhong Mai) um und fließt abwärts.
Dadurch wird, falls genug Blut zur Verfügung steht und keine massiven Dysbalancen bestehen, die monatliche Menstruationsblutung ermöglicht.
Zur Zeit des Wechsels wird bei Frauen die monatliche Umkehrung des Zentralgefäßes (Zhong Mai) beendet.
Das hat zur Folge, dass die Energieflussrichtung innerhalb des Zentralgefäßes (Zhong Mai) ohne Unterbrechung nach oben, in Richtung Herz, gerichtet ist. Das Herz wird dadurch konstant mit Blut versorgt.
Dies erklärt den tiefen Respekt und Demut, der in Asien reifen Frauen entgegengebracht wird.
Die Klarheit des Shen kann sich nun ohne Unterbrechungen im Bereich des Herzens entfalten.

Die acht außerordentlichen Gefäßen, auch Wundergefäße (Ba Mai) genannt, bilden ein eigenes System.
Sie haben die Aufgabe, die menschliche Essenz (das Jing) zu speichern. Diese Essenz fließt innerhalb der acht Wundergefäße durch den Körper.

Da durch eine Stimulierung der sogenannten Öffnungspunkte das Jing Qi freigesetzt wird, sollten die entsprechenden Akupunkturpunkte nur von erfahrenen Therapeuten verwendet werden.

Die Funktion der acht außerordentlichen Gefäße:
In ihren Leitbahnen zirkuliert das Abwehr- (Wei) Qi, das Nähr- (Ying) Qi sowie die vorgeburtliche Essenz (Jing).
Zusätzlich dienen die Wundergefäße (Ba Mai) als Reservoir. Sie nehmen bei Bedarf überschüssige Energie auf, und können in Situationen, in denen ein extremer Energiemangel besteht (z.B. bei Schockzuständen), die gespeicherte Energie den Hauptmeridianen zur Verfügung stellen. Dadurch werden in diesen Situationen die basalen Körperfunktionen aufrecht erhalten.

Die acht Wundergefäße mit ihren entsprechenden Öffnungspunkten:

Zhong Mai .... Mi 4
Yin Wei Mai.. Ks 6
Du Mai.. Dü 3
Yang Qiao Mai .... Bl 62
Dai Mai .... Gb 41
Yang Wei Mai 3E 5
Ren Mai.. Lu 7
Yin Qiao Mai.. Ni 6

Anmerkung:
über die Prognose gynäkologischer Probleme:
Zysten sind am leichtesten zu therapieren. Häufig verschwinden sie ohne therapeutische Interventionen.
Myome sind, vom Standpunkt der Therapie aus betrachtet, anspruchsvoller.

Als besondere Herausforderung für Ärzte der TCM gilt die Endometriose. Bei dieser Erkrankung befindet sich Endometrium (Schleimhaut der Gebärmutter) in Geweben bzw. Organen, in denen sich normalerweise kein Endometrium befindet.

Eine Faustregel besagt, das Zysten aus einer Kombination einer Leber-Qi-Stagnation mit Kälte im Bereich des Unteren Erwärmers bestehen.
Dementsprechend wird bei Frauen mit Zysten häufig ein gespannter (xian), langsamer (chi) Puls gefunden.
Myome entstehen aus einer Leber -Qi -Stagnation in Kombination mit Hitze im Bereich des Unteren Erwärmers.
Der entsprechende Puls ist im Bereich des Unteren Erwärmers schnell (shuo), gleitend (hua) und gespannt (xian) zu palpieren.
Bei der Endometriose liegen zusätzlich zu einer Leber-Qi-Stagnation eine Blut- Stagnation vor. Die Blut-Stagnation wird in der Pulsdiagnostik durch den rauen (se) Puls repräsentiert.
Erschwerend bilden sich bei langem Bestehen einer Endometriose, hervorgerufen durch den starken Blutverlust, ein Blut-Mangel.
Kann die Endometriose nicht geheilt werden, tritt als Folge der starken Blutungen und der fallweise auszehrenden Schmerzen ein Substanz- (Jing) Mangel auf.
Das therapeutische Prozedere gynäkologischer Probleme:
Bei Zysten sollten bewegende, thermisch warme Kräuter zur Anwendung kommen. Bei Myome liegt der Schwerpunkt auf thermisch kühlenden Kräutern. Des weiteren ist die Leber-Qi-Stagnation zu beheben.
Zur Prognose der erwähnten gynäkologischen Krankheitsbilder:
Zysten der Gebärmutter und der Eierstöcken (wenn es sich um gutartige Zysten handelt) sind leichter zu behandeln als Myome.
Die größte Herausforderung für Patientinnen und Arzt stellt die Endometriose dar.

GLOSSAR	
Abdomen	Bauch, Unterleib
Amenorrhö	Ausbleiben der Menstruation
Anorexia	Appetitmangel
Apoplexia	Gehirnschlag, Schlaganfall
Diarrhö	Durchfall
Distension	Spannung
Dysmenorrhoe	schmerzhafte Menstruation
Dyspnoe	Kurzatmigkeit
Dysurie	Harnbeschwerden
Flour vaginalis	Ausfluss
Glaukoma	grüner Star
Hepatitis	Leberentzündung
Hyperhidrosis	Schwitzen
Hypochondrium	Oberbauch
Hypogastrium	Unterbauch
Hypomenorrhö	verminderte Menstruationsblutung
Ikterus	Gelbsucht
Konjunktivitis	Bindehautentzündung
Mamma	Brust
Meteorismus	Blähungen

Obstipation	Verstopfung
Otitis media	Mittelohrentzündung
Palpitationen	Herzklopfen
Parästhesie	Kribbeln, Taubheitsgefühl
Parese	Schwäche, unvollständige Lähmung
Pollakisurie	Häufiger Harndrang
Polymenorrhö	verkürzter oder unregelmäßiger Zyklus
Praemenstruum	Tage vor der Menstruation
Pruritus	Juckreiz
Spermatorrhö	Samenfluss aus der Harnröhre
Stomatitis	Entzündung der Mundschleimhaut
Struma	Kropf, Vergrößerung der Schilddrüse
subfebril	nicht fieberhaft, zwischen 37 und 38 °C
Thorax	Brustkorb
Tremor	Zittern
Ulceration	Geschwürbildung
Vertigo	Schwindel
Vulva	Äußere Geschlechtsteile der Frau
Zystitis	Blasenentzündung

Literaturverzeichnis

Thema TCM allgemein

Focks, C., Hillenbrand, N., *Leitfaden Traditionelle Chinesische Medizin,* 6. Auflage. Urban & Fischer, München 2010

Kaptchuk, T.J., *Chinese Medicine. The Web That Has No Weaver.* Rider, London 1983. Deutsch: Das große Buch der chinesischen Medizin. O.W. Barth Verlag, Wien 1992

Kirschbaum, B., *Die 8 außerordentlichen Gefäße in der traditionellen chinesischen Medizin.* ML-Verlag, Uelzen 1995

Kubiena, G., *Chinesische Syndrome verstehen und verwenden.* Maudrich, Wien – München – Bern 1996

Lorenzen, U., Noll, A., *Die Wandlungsphasen der traditionellen chinesischen Medizin.* Bd. 1—5 (1992, 1994, 1996, 1998, 2000), Müller & Steinicke, München

Lu, H., *Doctors' Manual of Chinese Food Cures and Western Nutrition.* Academy of Oriental heritage, Vancouver 1995

Maciocia, G., *The Foundations of Chinese Medicine,* Churchill Livingstone, New York 1989; Deutsch: *Die Grundlagen der Chinesischen Medizin,* Verlag für Ganzheitliche Medizin, Kötzting 1995

Pitchford, P., *Healing with Whole Food,* North Atlantic Books, Berkeley 1993

Ploberger, Florian, *Grundlagen der Traditionellen Chinesischen Medizin,* Bacopa Verlag, Schiedlberg, 2007

Ploberger, Florian, *Psychologische Aspekte in der Traditionellen Chinesischen Medizin,* Bacopa Verlag, Schiedlberg, 2006

Porkert, M., *Neues Lehrbuch der chinesischen Diagnostik.* Phainon Edition & Media GmbH, Dinkelscherben 1993

Ross, J., *Zang Fu.* Churchil Livingstone, Edinburgh 1985. Deutsch: *Zang Fu.* ML-Verlag, Uelzen 1992

Schnorrenberger, C.C., *Lehrbuch der Chinesischen Medizin für westliche Ärzte.* Hippokrates Verlag, Stuttgart 1979

Wiseman, N., Ellis, A., *Fundamentals of Chinese Medicine.* Paradigm Publications, Brookline MA 1994

Wiseman, N., Feng, Y., *A Practical Dictionary of Chinese Medicine.* Paradigm Publications, Brookline MA 2. Aufl. 1998 (englisch)

Wühr, E., *Chinesische Syndromdiagnostik.* Verlag für Ganzheitliche Medizin Dr. Erich Wühr, Kötzting 1999

Zhong Yi Mai Xiang Yan Jiu, *Studien des chinesischen Sphygmogramms,* von Huang Shilin et al.

Zhong Yi Zhen Duan Jiang Yi, *Lehrbuch für traditionelle chinesische Diagnostik,* Gesundheitsministerium der VR China

Zhong Yi Zhen Duan Xue, *Diagnostics of TCM,* Shano Dong University of TCM

Thema Pulsdiagnostik

Flaws, B., *Chinese Pulse Diagnosis.* Blue Poppy Press, Boulder CO 1995

Flaws, B. *The Lakeside Master's Study of the Pulse,* Blue Poppy Press

Jian Ming Zhong Yi Zhen Duan, *Einführung in die traditionelle chinesische Pulsdiagnose,* Pekinger Hochschule für TCM

Julian Scott, *An Introduction to Pulse Diagnosis,* The Journal of Chinese Medicine 14, 1984

Li Dong Yuan, *Pi Wei Lun,* Blue Poppy Press

Li Shi-Zhen, *Pulse Diagnosis,* Paradigm Publications

Ploberger, Florian (Hsg.), Verma, Vinod, *Pulsdiagnose in der Chinesischen und Ayurvedischen Medizin,* Bacopa Verlag, Schiedlberg, 2009

Nguyen Van Nghi, Dr., *Differenzierte Pulsdiagnose,* Kurs der S.G.A., Lausanne, August 1971; erschienen in: L'Acupuncture Physiologique 2 und 3

Wang Shu-he, *The Pulse Classic,* A translation of the Mai Jing, translated by Yang Shou-Zhong, Blue Poppy Press

Zhao, Enjian et al., *Pulsdiagnostics of Traditional Chinese Medicine.* Tianjin Science & Technology Press 1995 (chinesisch)

Thema Zungendiagnostik

Kirschbaum, B., *Atlas und Lehrbuch der Chinesischen Zungendiagnostik.* Bd. 1, Verlag für Ganzheitliche Medizin, Kötzting 1998

Lai, Yiming, *Geheimnis zur Zungenbeobachtung und Krankheitserkennung,* Hangzhou-Verlag, Hangzhou 1996 (chinesisch)

Maciocia, G., *Tongue diagnosis in Chinese Medicine,* Eastland Press, Seattle 198. Deutsch: *Zungendiagnose in der chinesischen Medizin,* ML-Verlag, Uelzen 1996

Song, Tianbin, *Atlas der chinesischen Zungendiagnostik.* People's Health Publishing House, Peking 1984 (chinesisch)

Wang, Jili et al., *Classification and Differentiation of the Inspection auf the Tongue.* Chinese Medical Scientific Press 1992 (chinesisch)

Yuan, Heping, *Chinesische Zungendiagnostik.* Urban & Fischer, München 2001

Thema Akupunktur

Chen, Youbang et al., *The Therapeutics for Chinese Acupuncture and Moxibustion*. Chinese Science & Technology Press, Beijing 1990 (chinesisch)

Chen, Xinnong et al., *Chinese Acupunture and Moxibustion*. Foreign Languages Press, Beijing 1987 (englisch)

Deadman, P., Al-Khafaji, M., Baker, K., *A Manual of Acupuncture*. Journal of Chinese Medicine Publications, East Sussex 1998, Deutsch: Verlag für Ganzheitliche Medizin, Kötzting 2000

Fu, Qiang, *The Practical Handbook of the Treatment for Acupuncture and Moxibustion*; Chinese Traditional Medicine Press, Beijing 1991 (chinesisch)

Geng Junying et al., *Selecting the Right Acupoints*. New World Press, Deutsch: *Wie man eine erfolgreiche Akupunkturkombination erstellt*. Verlag für Ganzheitliche Medizin, Kötzting 2000

Institute für Acupuncture of Chinese Academy of T.C.M.: *Advance in Acupuncture and Acupuncture Anaesthesia*. The People's Publishing House, Beijing 1980 (englisch)

Ma, Zhongxue, *International Exchange's Handbook for Acupuncture and Moxibustion*. Shandong Science & Technology Press 1992 (chinesisch)

O'Connor, J., Bensky, D., *Acupuncture, a Comprehensive Text*. Shanghai College of Traditional Medicine, Eastland Press, Seattle 1981

Peking University of Traditional Chinese Medicine: *Outline for Chinese Acupuncture and Moxibustion*. Jindun Publishing House, Beijing 1996 (chinesisch)

Ross, J., *Akupunkturpunktkombinationen*. ML-Verlag, Uelzen 1998

The Location of Acupoints. Foreign Languages Press, Beijing 1990

Thema Kräuterheilkunde in der TCM

Bensky, D., Barolet, R., *Chinese Herbal Medicine, Formulas & Strategies,* Eastland Press, Seattle, 1990

Bensky, D., Gamble, A., *Chinese Herbal Medicine, Materia Medica.* Eastland Press, Seattle 1986

Chen Song Fu, Li Fei, *A clinical Guide to Chinese Herbs and Formulas,* Churchill Livingstone, Edingburgh, London, Madrid, Melbourne, New York, Tokio 1993

Chevallier, A., *Enzyklopädie der Heilpflanzen,* BLV, München, 1998, Deutsch: *Chinesische Arzneimitteltherapie und Behandlungsstrategien,* Verlag für Ganzheitliche Medizin, Kötzting

Flaws, Bob, *Seventy Essentials TCM Formulas for Beginners.* Blue Poppy Press, Boulder CO 1994, Deutsch: *Siebzig grundlegende Rezepte der Chinesischen Arzneimitteltherapie.* Verlag für Ganzheitliche Medizin, Kötzting 1997

Hempen, C.-H., Fischer, T., *Leitfaden Chinesische Phytotherapie.* Urban & Fischer, München 2001

Hin-che Yeung, *Handbook of Chinese Herbs,* Institut of Chinese Medicine, Rosemead

Paulus, Ernst; Ding Yu-He, *Handbuch der traditionellen chinesischen Heilpflanzen,* Karl F. Haug Verlag, Heidelberg 1987

Ploberger, Florian, *Das TCM-Rezeptierbuch,* Urban & Fischer Verlag, München, 2006

Porkert, M., *Klinische chinesische Pharmakologie.* Phainon Edition & Media GmbH, Dinkelscherben 1994

Stöger, E. A., *Arzneibuch der chinesischen Medizin.* 2. Auflage, Deutscher Apotheker Verlag, Stuttgart 2001

Zhang, Enqin, *A practical Englisch-Chinese Library of Traditional Chinese Medicie Vol. 1 12.* Publishing House of Shanghai College of Traditional Chinese Medicine, Shanghai 1988, Volume 4, The Chinese Materica Medica

Thema westliche Kräuterheilkunde

Bedrik, Karin, *Westliche Heilpflanzen in der TCM*, Medizinische Literarische Verlagsgesellschaft, Uelzen 2000

Holmes, Peter, *The Energetics of western herbs*, Artemis Press USA, 1989

Madaus, Gerhard, *Lehrbuch der Biologischen Heilmittel*, Georg Olms Verlag, Hildesheim, New York, 1979

Pahlow, M., *Das große Buch der Heilpflanzen*, Gräfe und Unzer, 1993

Ross, Jeremy, *Westliche Heilpflanzen und Chinesische Medizin – Kombination und Integration*, Verlag für Ganzheitliche Medizin, Kötzting 2006

Ploberger, Florian, *Westliche und traditionell chinesische Heilkräuter*, Urban & Fischer Verlag, München, 2005

Schauenberger, P., F. Paris, *Heilpflanzen*. BLV, München, 1981

Schneider, Ernst, *Nutze die Heilkräftigen Pflanzen*, Saatkorn Verlag Hamburg, 1974

Wurzer, W., *Die Große Enzyklopädie der Heilpflanzen*. Neuer Kaiser, Klagenfurt, 1994

Chinesische Kräuter

Verzeichnis der verwendeten klassischen Rezepturen

Westliche Kräuter

Akupunkturpunkte

Index

Dr. med. univ. **Florian Ploberger** B. Ac., BA, Wien.

Schwerpunkte: Traditionelle Chinesische Medizin (TCM) und Tibetische Medizin.
Ausbildungen: Medizinstudium und Turnus in Wien, Akupunkturausbildung bei der Österreichischen Gesellschaft für Akupunktur und Aurikulotherapie 1996; dreijährige TCM-Ausbildung bei Claude Diolosa bis 1998; Bachelor in Akupunktur der K.S. Universität in den USA 1999; vier Semester Studium der Sinologie sowie zahlreiche Studienaufenthalte in China (TCM-Universität in Peking, TCM-Universität in Chengdu) sowie Indien (LTWA - Library of Tibetan Works & Archives). Seit 2004 Studium der Tibetologie an der Universität Wien (Bachelor of Arts in Sprachen und Kulturen Südasiens und Tibets 2009).
Lehrtätigkeit und Publikationen in den Themenbereichen TCM (Schwerpunkt: Westliche Kräuter aus Sicht der TCM) und Tibetische Medizin.
Leiter des Wissenschaftlichen Beirates des Bacopa-Bildungszentrum in Oberösterreich sowie Präsident der Österreichischen Ausbildungsgesellschaft für Traditionelle Chinesische Medizin (ÖAGTCM).
2007 wurde er an den Men-Tsee-Khang (Institut für tibetische Medizin und Astrologie unter der Schirmherrschaft des XIV. Dalai Lama in Dharamsala, Nordindien) eingeladen, um dort Vorträge zu halten.
2009 wurde er offiziell von Dr. Dawa, dem damaligen Direktor des Men-Tsee-Khang, in Absprache mit dem „Health Department" der Exilregierung der Tibeter mit der Übersetzung der ersten beiden Teile des bedeutendsten Werkes der tibetischen Medizin «rGyud-bZhi» (Deutscher Titel: «Vier Tantra der Medizin») beauftragt. Dieser Text dient seit dem 12. Jahrhundert als Grundlagentext in der Ausbildung der tibetischen Mediziner und wird noch heutzutage auswendig gelernt.
Im Sommer-Semester 2010 Lehrtätigkeit am Institute of South and Central Asia der Prager St. Charles University, 2011 Gastvortrag am Institut für Ostasienwissenschaften der Universität Wien/Sinologie. Semesterweise hält er wöchentlich am Institut für Südasien-, Tibet- und Buddhismuskunde der Universität Wien eine Vorlesung über diverse Themen der Tibetischen Medizin, leitet Meditationen für Studenten der Universität und verbringt jedes Jahr mehrere Monate in Dharamsala.

BÜCHER und LEHRTAFELN von Florian Ploberger im BACOPA VERLAG		
Die Grundlagen der Traditionellen Chinesischen Medizin		
156 Seiten, s/w Abb., geb.	ISBN 978-3-901618-41-3	€ 29,00
Diagnostik und Therapie – Fallbeispiele aus der Praxis der TCM		
236 Seiten, geb.	ISBN 978-3-901618-18-5	€ 29,00
Krankheitsbilder in der Traditionellen Chinesischen Medizin		
156 Seiten, geb.	ISBN 978-3-901618-28-4	€ 25,00
Pulsdiagnose in der Chinesischen und Ayurvedischen Medizin (mit Vinod Verma)		
244 Seiten, zweifärbige Abb., geb.	ISBN 978-3-901618-29-1	€ 29,00
Psychologische Aspekte in der Chinesischen Medizin		
254 Seiten, zweifärbige Abb., geb.	ISBN 978-3-901618-30-7	€ 29,00
Westliche Kräuter aus Sicht der Traditionellen Chinesischen Medizin		
264 Seiten, zahlr. farb. Abb., geb.	ISBN 978-3-901618-67-3	€ 29,00
Rezepturen aus westlichen Kräutern für Syndrome der TCM		
256 Seiten, geb.	ISBN 978-3-901618-91-8	€ 29,00
Tibetische Medizin		
131 Seiten, farb. Fotos, geb.	ISBN 978-3-901618-17-1	€ 38,00
Grundlagen der Tibetischen Medizin		
165 Seiten, zahlr. farb. Abb., geb.	ISBN 978-3-901618-43-0	€ 29,00
Wuxing – Die Fünf Wandlungsphasen: PATHOLOGIE		
Poster 59,4 x 84 cm	ISBN 978-3-901618-02-3	€ 20,60
Lehrtafel A4	ISBN 978-3-901618-92-5	€ 5,00
Wuxing – Die Fünf Wandlungsphasen, PHYSIOLOGIE		
Poster 59,4 x 84 cm	ISBN 978-3-901618-03-1	€ 20,60
Lehrtafel A4	ISBN 978-3-901618-93-2	€ 5,00
Westliche Kräuter aus Sicht der TCM		
Plakat, ca. 70 x 100 cm	ISBN 978-3-901618-74-1	€ 18,00
Nahrungsmittel entsprechend den 5 Elementen		
Plakat, ca. 70 x 100 cm	ISBN 978-3-901618-72-7	€ 18,00
Nahrungsmittel und westliche Kräuter		
Plakat, ca. 70 x 100 cm	ISBN 978-3-901618-73-4	€ 18,00

Mögen alle Wesen glücklich und frei von Leiden sein!